第一部

常用中药
手绘彩色图谱

CHANGYONGZHONGYAO SHOUHUI CAISE TUPU

李越峰　严兴科　主编

甘肃科学技术出版社

图书在版编目(CIP)数据

常用中药手绘彩色图谱 / 李越峰, 严兴科主编. --
兰州：甘肃科学技术出版社, 2018.9 (2023.9重印)
ISBN 978-7-5424-2641-3

Ⅰ. ①常… Ⅱ. ①李… ②李… Ⅲ. ①中药材–图谱
Ⅳ. ①R282-64

中国版本图书馆CIP数据核字(2018)第214781号

常用中药手绘彩色图谱

李越峰　严兴科　主编

责任编辑　陈　槟
封面设计　魏士杰

出　版　甘肃科学技术出版社
社　址　兰州市城关区曹家巷1号　730030
电　话　0931-2131575（编辑部）　0931-8773237（发行部）

发　行　甘肃科学技术出版社　　印　刷　三河市铭诚印务有限公司
开　本　787mm×1092mm　1/16　印　张　11.25　字　数　170千
版　次　2018年11月第1版
印　次　2023年9月第2次印刷
印　数　1001~2050
书　号　ISBN 978-7-5424-2641-3
定　价　148.00元

编委会名单

前 言
FOREWORD

　　本图谱收集了常用中药的原植物手绘图，图片精美、细致，将植物的主要识别部位同时呈现在一张图中，原植物的细致手绘图片，完美再现原植物与药材形态，准确反映中药形态特征以及药材的形状、纹理等。并附有常用中药不同炮制品的彩色对照图谱，一目了然地展示中药材炮制前后的外观、色泽变化，显示炮制品外观质量，为中药饮片的传统经验鉴别与外观质量控制提供了直观的参考依据。同时介绍了常用中药的来源、药性、功效、应用、用法用量、使用注意、现代研究、处方用名、炮制方法、质量要求、炮制作用、贮存等主要内容，为从事中药生产、经营、检验、教学及科研等工作者提供有价值的参考和借鉴工具。

　　本书在编写过程中由传统的"以学科体系为引领"向"以岗位实际工作为引领"转变，由"以学科知识为主线"向"以解决岗位实际问题为主线"转变，坚持"贴近学生、贴近岗位、贴近社会"的基本原则。根据新时期中医药岗位的实际需求，体现"实用为本，够用为度"的特点，通过"三基"（基础理论、基本知识、基本技能），理论联系实际，本着"重点突出，新颖实用"的编写原则，文字叙述力求通俗易懂，注重思想性、科学性、先进性、启发性和适用性相结合，图文并茂。

　　本书是在集成的基础上进行了改革与创新，但在探索的过程中，难免有不足之处，敬请各位同仁赐教，以便进一步修订提高。

目 录
CONTENTS

CONTENTS

［麻　黄］

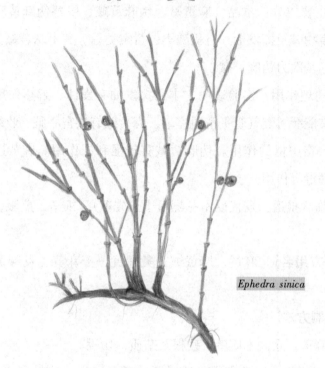

Ephedra sinica

【来源】　本品为麻黄科植物草麻黄 *Ephedra sinica* Stapf、中麻黄 *Ephedra intermedia* Schrenk et C. A. Mey. 或木贼麻黄 *Ephedra equisetina* Bge.的干燥草质茎。秋季采割绿色的草质茎，晒干。

【药性】　辛、微苦，温。归肺、膀胱经。

【功效】　发汗散寒，宣肺平喘，利水消肿。

【应用】　用于风寒感冒，胸闷喘咳，风水浮肿。蜜麻黄润肺止咳，多用于表证已解，气喘咳嗽。

【用法用量】　煎服，2~10g。蜜麻黄润肺止咳，多用于表证已解、气喘咳嗽者。

【使用注意】　本品发散力强，故表虚自汗、阴虚盗汗及肾不纳气的虚喘者均当慎用。

【现代研究】

1. 主要成分：本品含麻黄碱、伪麻黄碱、甲基伪麻黄碱、麻黄次碱等多种生物碱及挥发油、有机酸类、黄酮类等。其中麻黄碱为主要有效化学成分，其次为伪麻黄碱。

2. 药理作用：实验表明，本品挥发油有发汗、解热作用。麻黄碱和伪麻黄碱能缓解支气管平滑肌痉挛，麻黄碱有兴奋心脏、收缩血管、升高血压、兴奋中枢的作用。伪麻黄碱有较强利尿作用。麻黄还有抗炎、抗菌、抗病毒等作用。

3. 临床报道：现代以本品配附子（先煎）、细辛，煎服，用治心动过缓有效。

【处方用名】　麻黄、麻黄绒、炙麻黄、蜜麻黄、炙麻黄绒、蜜麻黄绒。

【炮制方法】

1. 麻黄：除去木质茎、残根及杂质，切段。

2. 蜜麻黄：取熟蜜，加适量开水稀释，淋入麻黄段中拌匀，闷润，

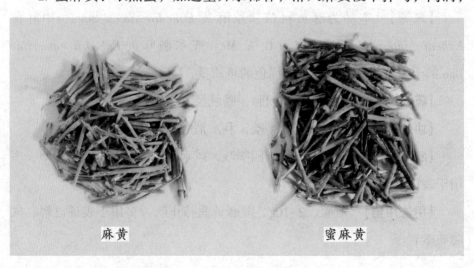

麻黄　　　　　　　　　　蜜麻黄

置炒制容器内，用文火加热，炒至深黄色、不粘手，取出晾凉。每 100kg 麻黄，用炼蜜 20kg。

3. 麻黄绒：取麻黄段，碾绒，筛去粉末。

4. 蜜麻黄绒：取熟蜜，加适量开水稀释，淋入麻黄绒中拌匀，闷润，置炒制容器内，用文火加热，炒至深黄色、不粘手，取出晾凉。每 100kg 麻黄绒，用炼蜜 25kg。

【质量要求】 麻黄呈圆柱形段。表面淡黄绿色至黄绿色，粗糙，有细纵脊线。切面中心显红黄色。气微香，味涩、微苦。蜜麻黄形如麻黄段，表面深黄色，微有光泽，略具黏性，有蜜香气，味甜。麻黄绒呈松散的绒团状，黄绿色，体轻。蜜麻黄绒呈黏结的绒团状，深黄色，略带黏性，味微甜。

麻黄饮片水分不得过 9.0%，总灰分不得过 9.0%，盐酸麻黄碱和盐酸伪麻黄碱的总量不得少于 0.80%。蜜麻黄饮片总灰分不得过 8.0%，水分、盐酸麻黄碱和盐酸伪麻黄碱的总量同生品。

【炮制作用】 麻黄味辛、微苦，性温。归肺、膀胱经。具有发汗散寒、宣肺平喘，利水消肿的功能。生品发汗解表和利水消肿力强。多用于风寒表实证，风水浮肿，风湿痹痛，阴疽，痰核。

蜜麻黄性温偏润，辛散发汗作用缓和，以宣肺平喘力胜。多用于表证较轻，而肺气壅闭，咳嗽气喘较重的患者。

麻黄绒作用缓和，适于老人、幼儿及虚人风寒感冒。用法与麻黄相似。

蜜麻黄绒作用更缓和，适于表证已解而喘咳未愈的老人、幼儿及体虚患者。用法与蜜炙麻黄相似。

【贮存】 置通风干燥处。防潮。

［桂　枝］

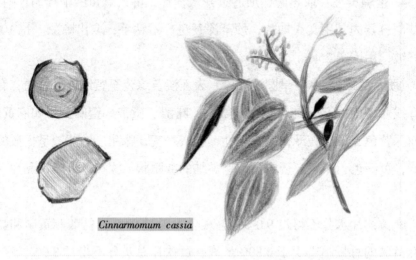

Cinnarmomum cassia

【来源】　本品为樟科植物肉桂 *Cinnarmomum cassia* Presl. 的干燥嫩枝。春、夏两季采收，除去叶，晒干，或切片晒干。

【药性】　辛、甘，温。归心、肺、膀胱经。

【功效】　发汗解肌，温通经脉，助阳化气，平冲降逆。

【应用】　用于风寒感冒，脘腹冷痛，血寒经闭，关节痹痛，痰饮，水肿，心悸，奔豚。

【用法用量】　切片或切断，生用。煎服，3~10g。

【使用注意】　本品辛温助热，容易伤阴动血，故外感热病、阴虚阳盛、血热妄行、孕妇及月经过多者均当忌用。

【现代研究】

1. 主要成分：本品含挥发油，其主要成分为桂皮醛、桂皮酸，并含少量乙酸桂皮酯，乙酸苯丙酯。尚含黏液质、鞣质及树脂等。

2. 药理作用：实验表明，本品煎剂有解热作用，对金黄色葡萄球菌、伤寒杆菌、皮肤真菌及流感病毒均有抑制作用。桂皮醛有镇静、镇痛、抗惊厥、抗肿瘤作用。桂皮油有止咳、利尿、强心、健胃和抑制结核杆菌的作用。

3. 临床报道：现代以本品配附子、甘草，煎服，治低血压症；外用治神经性皮炎、瘫痪等病患，均有一定疗效。

【处方用名】 嫩桂枝、桂枝尖。

【炮制方法】

1. 桂枝：取原药材，除去杂质，粗细分开，洗净，淋润至透，切薄片，晾干或低温干燥。

2. 蜜桂枝：取炼蜜，加适量开水稀释，淋入净桂枝片内拌匀，闷润，置锅内，用文火加热，炒至老黄色，不粘手，取出放凉。桂枝片每100kg，用炼蜜15kg。

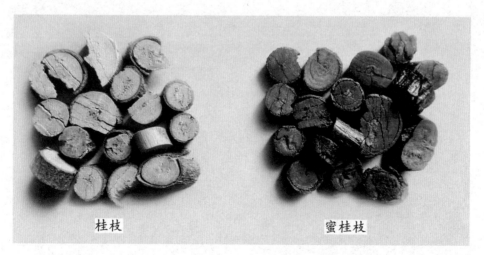

桂枝　　　　　　　　　　　蜜桂枝

【质量要求】 桂枝呈类圆形或椭圆形厚片。表面红棕色至棕色，有时可见点状皮孔或纵棱线。切面皮红棕色，木部黄白色或浅黄棕色，髓部类圆形或略呈方形，有特异香气，味甜、微辛。蜜桂枝形如桂枝片，表面老黄色，微有光泽，略带黏性，香气减弱，味甜、微辛。

桂枝饮片水分不得过 12.0%，总灰分不得过 3.0%，醇溶性浸出物不得少于 6.0%，桂皮醛不得少于 1.0%。

【炮制作用】 桂枝性味辛、甘，温。归心、肺、膀胱经。具发汗解肌，温通经脉，助阳化气，平冲降逆的功能。桂枝以生用为主。生品温性较强，以发汗解肌，温经通阳为主，

蜜炙可缓和辛温发散之性，长于温中补虚，散寒止痛。多用于虚寒胃痛等。常与芍药、甘草、饴糖等同用，能增强温中补虚，缓急止痛的作用。用于中阳不足，脘腹时痛，喜按喜温者。以蜜炙甘缓，补虚缓急止痛。

【贮存】 置干燥容器内，密闭，置阴凉干燥处。

［荆　芥］

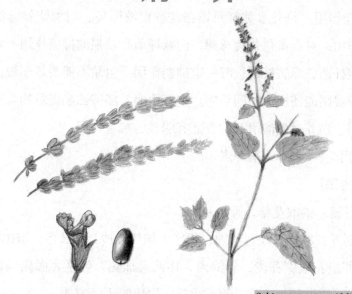

Schizonepeta tenuifolia

【来源】　为唇形科植物荆芥 *Schizonepeta tenuifolia* Briq.的干燥地上部分。主产于江苏、浙江、河南、河北、山东等地。多为栽培。夏、秋两季花开到顶、穗绿时采割，除去杂质，晒干，切段。生用或炒炭用。

【药性】　味辛；微苦；性微温。入肺、肝经。

【功效】　祛风；解表；透疹；止血。

【应用】　主治感冒发热。头痛，目痒，咳嗽，咽喉肿痛，麻疹，痈肿，疮疥，衄血，吐血，便血，崩漏，产后血晕。用于感冒，头痛，麻疹，风疹，疮疡初起。

【用法用量】　煎服，4.5~9g，不宜久煎。发表透疹消疮宜生用；止血宜炒用。荆芥穗更长于祛风。

【使用注意】　表虚自汗、阴虚头痛忌服。

【现代研究】

1. 化学成分：本品含挥发油，其主要成分为右旋薄荷酮、消旋薄荷酮、胡椒酮及少量右旋柠檬烯。另含荆芥苷、荆芥醇、黄酮类化合物等。

2. 药理作用：荆芥水煎剂可增强皮肤血液循环，增加汗腺分泌，有微弱解热作用；对金黄色葡萄球菌、白喉杆菌有较强的抑菌作用，对伤寒杆菌、痢疾杆菌、绿脓杆菌均有一定抑制作用。生品不能明显缩短出血时间，而荆芥炭则能使出血时间缩短。荆芥甲醇及醋酸乙酯提取物均有一定的镇痛作用。荆芥对醋酸引起的炎症有明显的抗炎作用。

【处方用名】 荆芥、荆芥炭。

【炮制方法】

1. 荆芥穗：摘取花穗，筛去灰尘，切段。

2. 炒荆芥：取荆芥段置锅内，用文火加热，炒至微黄色，取出放凉。

3. 荆芥炭：取荆芥段，置锅内，用武火加热，炒至表面黑褐色，内部焦褐色时，喷淋清水少许，灭尽火星，取出晾干，凉透。

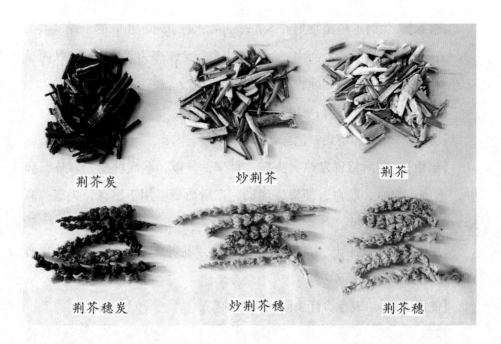

荆芥炭　　　　　　炒荆芥　　　　　　荆芥

荆芥穗炭　　　　　炒荆芥穗　　　　　荆芥穗

4. 荆芥穗炭：取荆芥穗，置锅内，用武火加热，炒至表面焦黑色，内部焦褐色时，喷淋清水少许，灭尽火星，取出晾干，凉透。

5. 醋荆芥：取荆芥段加醋炒至大部分黑色，存性为度。荆芥段每100kg，用米醋10kg。

6. 蜜荆芥：取炼蜜用适量开水稀释后，加入净荆芥拌匀稍闷润，置锅内，用文火加热，炒至表面黄色，不粘手为度，取出放凉。荆芥每100kg，加炼蜜25kg。

【质量要求】　荆芥为不规则小段，茎、叶、穗混合。茎呈方柱形，淡黄绿色或淡紫红色，被短柔毛。叶片皱缩卷曲，破碎。荆芥穗为不规则小段，淡棕色或黄绿色，穗状花序，质脆，气芳香，味涩而辛，有清凉感。炒荆芥形如荆芥段，表面焦黄色，气味稍弱。

生品含挥发油不得低于 0.60%（ml/g）。荆芥炭含水分不得超过 10.0%，总灰分不得过 15%，酸不溶性物不得过 7%，水浸出物不得少于 0.04%（g/g）。

【炮制作用】　荆芥具解表散风，透疹作用。生品疏散风热力强，具有祛风解表的功能。用于感冒，头痛，麻疹，风疹，咽喉不利，疮疡初起。如治风寒感冒或疮疡初起的败毒散（《摄生众妙方》）。

炒荆芥辛散作用降低，具祛风理血作用。用于产后出血。如用于产后出血过多，头晕目眩的华佗愈风散（《妇人良方》）。

炒炭后辛散作用极弱，具有止血功效。用于衄血、便血、崩漏等出血症和产后血晕。如治妇女血崩的黑蒲黄散（《素庵医要》）。

【贮存】　装箱内加盖，防潮及虫蛀。

［桑 叶］

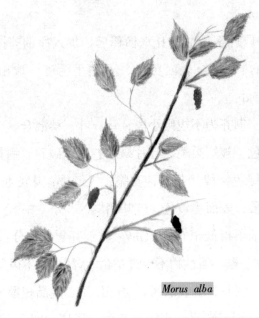

Morus alba

【来源】 本品为桑科植物桑 *Morus alba* L.的干燥叶。初霜后采收，除去杂质，晒干。

【药性】 甘、苦，寒。归肺、肝经。

【功效】 疏散风热，清肺润燥，清肝明目。

【应用】 用于风热感冒，肺热燥咳，头晕头痛，目赤昏花。

【用法用量】 煎服，5~10g。外用煎水洗眼。肺燥咳嗽多用蜜炙。

【现代研究】

1. 主要成分：本品含脱皮固醇、牛膝甾酮、羽扁豆醇、芸香苷、桑苷、槲皮素、异槲皮素、东莨菪素以及生物碱、有机酸、维生素、挥发油等。

2. 药理作用：实验表明，本品煎剂有降低血糖作用，所含脱皮激素还能降血脂，对多种致病菌和钩端螺旋体有抑制作用。

3. 临床报道：现代以本品制成注射剂肌注，治银屑病；或制成眼药水（名清明眼药水）滴眼，治急性结膜炎。

【处方用名】 冬桑叶、霜桑叶。

【炮制方法】

1. 桑叶：除去杂质，搓碎，去柄，筛去灰屑。

2. 蜜桑叶：取熟蜜，加适量开水稀释，淋入净桑叶碎片内拌匀，闷润，置炒制容器内，用文火加热，炒至深黄色、不粘手为度，取出晾凉。每100kg麻黄绒，用炼蜜25kg。

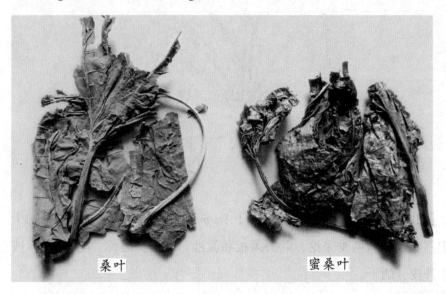

桑叶　　　　　　　　　蜜桑叶

【质量要求】 桑叶呈碎片状。表面黄绿色或淡黄棕色，背面颜色稍浅。叶脉凸起，小脉网状。质脆。气微，味淡、微苦涩。蜜桑叶形如桑叶碎片，表面暗黄色，微有光泽，略带黏性，味甜。

【炮制作用】 桑叶味甘、苦，性寒。归肺、肝经。具有疏散风热、清肺润燥、清肝明目的功能。生品长于疏散风热，清肝明目。常用于外感风热，发热，头昏，头痛咳嗽，咽喉肿痛及肝热目赤、涩痛、多泪。

蜜桑叶其性偏润，多用于肺燥咳嗽。

【贮存】 置干燥容器处，蜜桑叶密闭，置通风干燥处。

[知 母]

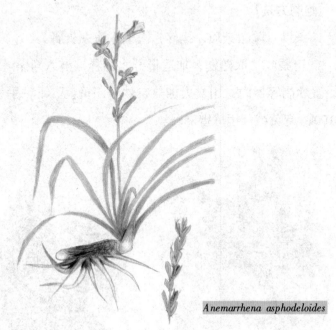

Anemarrhena asphodeloides

【来源】 本品为百合科植物知母 *Anemarrhena asphodeloides* Bge.的干燥根茎。春、秋两季采挖，除去须根和泥沙，晒干，习称"毛知母"，或除去外皮，晒干。

【药性】 苦、甘，寒。归肺、胃、肾经。

【功效】 清热泻火，滋阴润燥。

【应用】 用于外感热病，高热烦渴，肺热燥咳，骨蒸潮热，内热消渴，肠燥便秘。

【用法用量】 生用，或盐水炙用。煎服，6~12g。

【使用注意】 本品性寒质润，有滑肠作用，故脾虚便溏者慎用。

【现代研究】

1. 化学成分：本品主要含皂苷，其主要成分为知母皂苷 A-Ⅰ、A-Ⅱ

等。尚含知母多糖、芒果苷、异芒果苷、生物碱及有机酸等。

2.药理作用：知母浸膏有解热作用，能防止大肠杆菌所致家兔高热且作用持久。有抑制血小板聚集、降低血糖、抗炎、利尿、祛痰、抗菌、抗癌、抗溃疡作用。所含皂苷能明显降低甲状腺素造成的耗氧率增高，抑制 Na^+、K^+-ATP 酶活性。还能调整 β-肾上腺受体及 M-胆碱能受体的相互关系。

【处方用名】 知母、肥知母、知母肉、炒知母、盐知母。

【炮制方法】

1.知母：取原药材，除去毛状物及杂质，洗净，润透，切厚片，干燥，筛去毛屑。

2.盐知母：取知母片，置炒制容器内，用文火加热，炒至色变，喷淋盐水，炒干，取出晾凉。筛去碎屑。每100kg知母片，用食盐2kg。

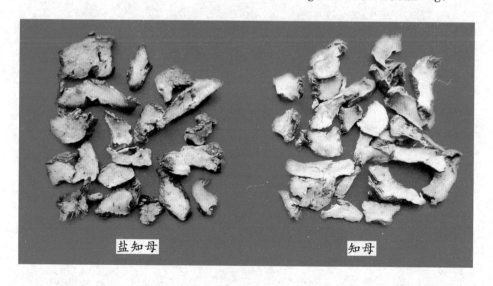

盐知母　　　　知母

【质量要求】 知母为不规则类圆形厚片。外表皮黄棕色或棕色，可见少量残存的黄棕色叶基纤维和凹陷或突起的点状根痕。切面黄白色至黄色。气微，味微甜略苦，嚼之带黏性。盐知母形如知母片，色黄或微带焦斑。味微咸。

知母饮片水分不得过 12.0%，总灰分不得过 9.0%，酸不溶性灰分不得过 2.0%，芒果苷不得少于 0.50%，知母皂苷 BⅡ 不得少于 3.0%。盐知母饮片水分、总灰分、酸不溶性灰分同生品，芒果苷不得少于 0.40%，知母皂苷 BⅡ 不得少于 2.0%。

【炮制作用】 知母性味苦、甘，寒。归肺、胃、肾经。具有清热泻火，生津润燥功能。用于外感热病，高热烦渴，肺热燥咳，骨蒸潮热，内热消渴，肠燥便秘。生知母苦寒滑利，善于清热泻火，生津润燥。用于肺火喘咳，肺热咳嗽，胃热壅盛，高热烦渴，大便燥结等证。

盐知母可引药下行，增强滋阴降火的作用，并善清虚热。用于肝肾阴亏，虚火上炎，骨蒸潮热，盗汗遗精，腰膝酸痛及阴虚尿闭等证。

【贮存】 置通风干燥处，防潮。

［栀　子］

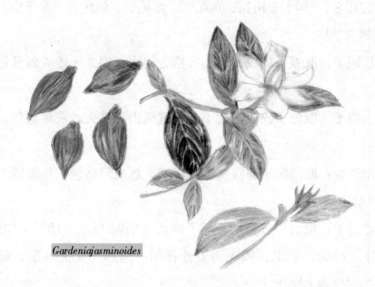

Gardeniajasminoides

【来源】　茜草科植物栀子 *Gardenia jasminoides* Ellis 的干燥成熟果实。产于长江以南各省。9 月或 11 月果实成熟显红黄色时采收。生用、炒焦或炒炭用。

【药性】　苦，寒。归心、肺、三焦经。

【功效】　泻火除烦，清热利湿，凉血解毒。焦栀子：凉血止血。

【应用】　主要用于热病心烦，湿热黄疸，血淋涩痛，血热吐衄，目赤肿痛，火毒疮疡等症。

【用法用量】　煎服，5~10g。外用：生品适量，研末调敷。

【使用注意】　本品苦寒伤胃，脾虚便溏者不宜用。

【现代研究】

1. 化学成分：本品含异栀子苷、去羟栀子苷、栀子酮苷、山栀子苷、京尼平苷及黄酮类栀子素、三萜类化合物藏红花素和藏红花酸、熊果酸等。

2. 药理作用：栀子提取物对结扎胆总管动物的 GOT 升高有明显的降低作用；本品对金黄色葡萄球菌、脑膜炎双球菌、卡他球菌等有抑制作用；其水浸液在体外对多种皮肤真菌有抑制作用。

【处方用名】 栀子、山栀、黄栀子、炒栀子、焦栀子、栀子炭。

【炮制方法】

1. 炒栀子：取栀子碎块，大小分档置锅内，用文火炒成深黄色，取出放凉。

2. 焦栀子：取栀子碎块，大小分档置锅内用文火炒成焦褐色，取出放凉。

3. 栀子炭：取净栀子块置锅内，用武火炒成黑褐色，喷淋清水，灭尽火星，取出凉透。

4. 姜栀子：取大小分档的净栀子碎块置锅内.用文火炒至黄棕色时，喷入姜汁，拌匀，炒干；或先用姜汁拌匀，润透，文火炒干。栀子每 100kg，用鲜姜 6kg 榨汁。

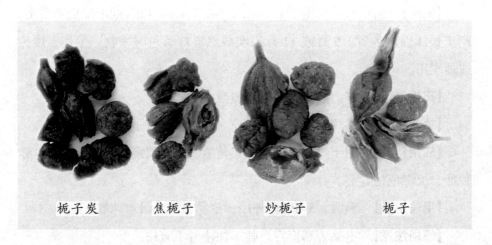

| 栀子炭 | 焦栀子 | 炒栀子 | 栀子 |

【质量要求】 本品呈不规则碎块状。表面红黄色或棕红色，果皮薄而脆，略有光泽；种子扁卵圆形，深红色或红黄色。气微，味微酸而苦。

总灰分不得过 6.0%。含栀子苷（$C_{17}H_{24}O_{10}$）不得少于 1.8%。

【炮制作用】 栀子于临床上多生用，以清热利湿，泻火解毒见长。

炒后缓和寒性，不致伤胃。炒焦亦缓和寒性，另有认为炒焦入血，偏清血分郁热。用于血热吐衄，尿血崩漏。

栀子炭则凉血止血，用于各种出血证。

姜栀子可以缓和寒性，增强止呕除烦的作用。

【贮存】 装铁箱内加盖，防潮，防虫。

［黄　连］

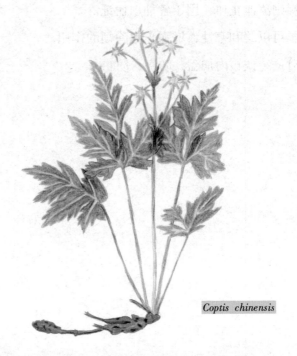

Coptis chinensis

【来源】　本品为毛茛科植物黄连 *Coptis chinensis* Franch.、三角叶黄连 *Coptis deltoidea* C.Y.Cheng et Hsiao 或云连 *Coptis teeta* Wall.的干燥根茎。以上三种分别习称"味连"、"雅连"、"云连"。秋季采挖，除去须根及泥沙，干燥，撞去残留须根。

【药性】　苦，寒。归心、脾、胃、肝、胆、大肠经。

【功效】　清热燥湿，泻火解毒。

【应用】　用于湿热痞满，呕吐吞酸，泻痢，黄疸，高热神昏，心火亢盛，心烦不寐，血热吐衄，目赤，牙痛，消渴，痈肿疔疮；外治湿疹，湿疮，耳道流脓。

【用法用量】　2~5g。外用适量。

【使用注意】 凡阴虚烦热，胃虚呕恶，脾虚泄泻，五更泄泻慎服。

【现代研究】

1. 化学成分：根茎含小檗碱 5.56%~7.25%，黄连碱，表小檗碱，小檗红碱，掌叶防己碱，非洲防己碱，药根碱，甲基黄连碱，木兰花碱，阿魏酸，黄柏酮，黄柏内酯。

2. 药理作用：黄连对痢疾杆菌、伤寒杆菌、副伤寒杆菌、霍乱弧菌、大肠杆菌、变形杆菌等 7 种革兰阴性菌有抑制作用，对流感病毒、甲型流感病毒、亚甲型病毒、乙型流感病毒等有抑制作用。

【处方用名】 黄连、川连、酒黄连、姜黄连、吴黄连、萸黄连。

【炮制方法】

1. 炒黄连：将黄连片以文火炒至表面呈深黄色为度，取出放凉。

2. 姜黄连：用鲜生姜打汁，加适量开水，均匀地喷入黄连片内，待吸收后，用文火炒至表面深黄色为度，取出放凉。黄连片每 100kg，用生姜 12.5kg 或干姜 4kg，绞汁或煎汁。）

3. 萸黄连：先取吴茱萸加清水适量煎透，去渣，再将黄连片拌入汤内，至汤液吸尽，文火微炒，待略干，取出晾干。黄连片每 100kg，用吴茱萸 10kg。

4. 酒黄连：取黄连片用黄酒拌匀，稍闷，炒至表面深黄色为度，取出放凉。黄连片每 100kg，用黄酒 12.5kg。

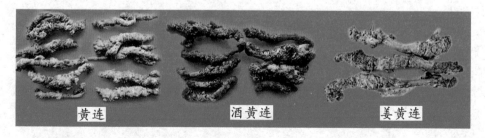

黄连　　　　　酒黄连　　　　　姜黄连

【质量要求】 本品呈不规则的薄片或碎块，黄色，周边暗黄色，粗糙，附有残存细小须根，质坚硬，气微，味极苦。

黄连饮片水分不得过 12.0%，总灰分不得过 3.5%，醇溶性浸出物不得少于 15.0%，含小檗碱以盐酸小檗碱计，不得少于 5.0%，含表小檗碱、黄连碱、巴马汀的总量以盐酸小檗碱计，不得少于 3.0%。

【炮制作用】 黄连生品具有泻火解毒，清热燥湿的功能，主要用于湿热痞满、呕吐、泻痢，黄疸，高热神昏，血热吐衄，目赤吞酸，外治湿疹，湿疮，耳道流脓。

酒炙黄连能引药上行，缓其寒性，善清头目之火。如治目赤肿痛，口舌生疮的黄连天花粉丸。

姜炙黄连其苦寒之性缓和，止呕作用增强。

吴茱萸制黄连抑制其苦寒之性，使黄连寒而不滞，以清气分湿热，散肝胆郁火为主。

【贮存】 置通风干燥处。

［黄　柏］

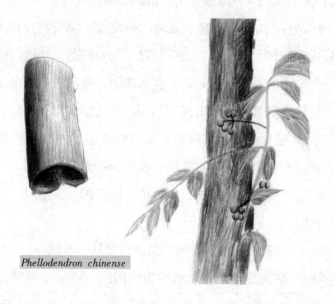

Phellodendron chinense

【来源】　本品为芸香科植物黄皮树 *Phellodendron chinense* Schneid.的干燥树皮。习称"川黄柏"。剥取树皮后，除去粗皮，晒干。

【药性】　苦，寒。归肾、膀胱经。

【功效】　清热燥湿，泻火除蒸，解毒疗疮。

【应用】　用于湿热泻痢，黄疸尿赤，带下阴痒，热淋涩痛，脚气痿躄，骨蒸劳热，

盗汗，遗精，疮疡肿毒，湿疹湿疮。盐黄柏滋阴降火。用于阴虚火旺，盗汗骨蒸。

【用法用量】　切片或切丝，生用或盐水炙、炒炭用。煎服，3~12g，外用适量。

【使用注意】　本品苦寒伤胃，脾胃虚寒者忌用。

【现代研究】

1. 化学成分：主要含小檗碱、木兰花碱、黄柏碱、药根碱、掌叶防己碱等多种生物碱。此外，尚含黄柏内酯、黄柏酮、黄柏酮酸等苦味质成分及 7-脱氢豆甾醇、β-谷甾醇、菜油甾醇等甾体成分。

2. 药理作用：本品所含的小檗碱、药根碱、掌叶防己碱等生物碱，对金黄色葡萄球菌、大肠杆菌、痢疾杆菌、伤寒杆菌、结核杆菌、溶血性链球菌等均有一定的抑制作用；对白色念珠菌、絮状表皮癣菌、大小孢子菌等皮肤致病性真菌具有较强的抑制作用。对流感病毒、乙肝表面抗原也有抑制作用；黄柏及含小檗碱有显著抗炎性增生，并有抗溃疡，利胆作用。此外，还具有抗心律失常、降压、镇静，降血糖等作用。

【处方用名】 黄柏、川黄柏、盐黄柏、酒黄柏、黄柏炭。

【炮制方法】

1. 黄柏：除去杂质，喷淋清水，润透，切丝，干燥。

2. 盐黄柏：取黄柏丝，用盐水拌匀，闷润，待盐水被吸尽后，置炒制容器内，用文火加热，取出晾凉。筛去碎屑。每 100kg 黄柏丝，用食盐 2kg。

3. 酒黄柏：取净黄柏丝，用黄酒拌匀，稍闷，待酒被吸尽后，置炒制容器内，用文火加热，炒干，取出晾凉，筛去碎屑。每 100kg 黄柏丝，用黄酒 20kg。

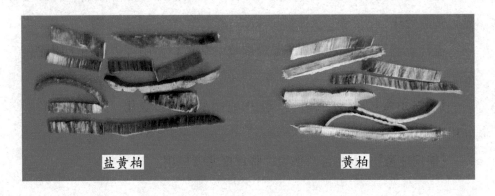

盐黄柏　　　　　　黄柏

4. 黄柏炭：取黄柏丝，置炒制容器内，用武火加热，炒至表面焦黑色，内部深褐色，喷淋清水少许，灭尽火星，取出晾干。筛去碎屑。

【质量要求】 黄柏呈丝条状，表面黄褐色或黄棕色，内表面暗黄色或淡棕色，切面深黄色，味极苦。盐黄柏形如黄柏丝，表面深黄色，偶有焦斑。味极苦，微咸。酒黄柏形如黄柏丝，表面焦黑色，内部深褐色或棕黑色。体轻，质脆，易折断。味苦涩。

黄柏饮片水分不得过 12.0%，总灰分不得过 8.0%，小檗碱以盐酸小檗碱计不得少于 3.0%，黄柏碱以盐酸黄柏碱计不得少于 0.34%。盐黄柏饮片水分、总灰分、小檗碱含量、黄柏碱含量同生品。

【炮制作用】 黄柏性味苦，寒。归肾、膀胱经。具有清热燥湿，泻火除蒸，解毒疗疮的功能。生黄柏性寒苦燥而沉，长于清热，燥湿，解毒，多用于热毒疮疡，湿疹，痢疾，黄疸。

盐制后可缓和苦燥之性，不伤脾胃，长于滋阴降火，用于肾虚火旺，痿痹，带下，盗汗骨蒸。

酒制后可缓和寒性，增强清湿热利关节作用，并能借酒升腾之力，引药上行，清上焦之热，用于热壅上焦诸证及足痿等。

黄柏炭善于止血，多用于便血，尿血，崩漏。

【贮存】 置通风干燥处，防潮。

［地 黄］

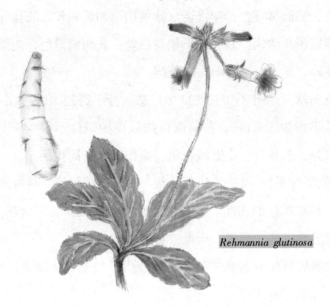

Rehmannia glutinosa

【来源】 为玄参科多年生草本植物地黄 *Rehmannia glutinosa* Libosch. 的块根。主产于河南、河北、内蒙古等地，以河南出产的品质最佳。秋季采挖。鲜用者习称"鲜地黄"，干燥者习称"生地黄"。

【药性】 甘，寒。归心、肝、肾经。

【功效】 清热凉血，养阴生津。

【应用】 用于热入营血，温毒发斑，血热出血，热病伤阴，舌绛烦渴，内热消渴，阴虚发热，骨蒸劳热，精伤便秘。

【用法用量】 煎服，10~15g。

【使用注意】 脾虚湿滞，腹满便溏者不宜使用。

【现代研究】

1. 化学成分：主要含梓醇、二氢梓醇、乙酰梓醇、地黄苷、桃叶珊瑚苷、密力特苷、单密力特苷、去氢栀子苷、筋骨草苷等环萜烯苷类。此外，尚含 β-谷甾醇、多种氨基酸和糖类等。

2. 药理作用：生地黄煎剂能抑制大剂量甲状腺素所致的 β-肾上腺素受体兴奋，增强 M-胆碱受体-cGMP 系统功能，提高血浆 cAMP 含量水平，并显著拮抗地塞米松造成的肾上腺皮质萎缩及功能下降，提高血浆皮质酮水平。地黄浸剂、醇浸膏及地黄苷均有一定的降血糖作用。地黄苷、地黄低聚糖可增强体液免疫和细胞免疫功能。此外，还具有抗胃溃疡、促进造血、止血、降压等作用。

【处方用名】 鲜地黄、生地黄、熟地黄、生地炭、熟地炭。

【炮制方法】

1. 鲜地黄：取鲜药材，除去杂质，洗净，用时切厚片或绞汁。

2. 生地黄：取干药材，除去杂质，洗净，闷润，切厚片。

3. 熟地黄

（1）取净生地，加黄酒拌匀，置蒸制容器内，密封，隔水蒸至酒吸尽，药物显乌黑色光泽，味转甜，取出，晒至外皮黏液稍干，切厚片，干燥。每 100kg 生地黄，用黄酒 30~50kg。

（2）取净生地，置蒸制容器内，蒸至黑润，取出，晒至八成干，切厚片或块，干燥。

4. 生地炭：取生地黄片，武火炒至焦黑色，发泡，鼓起时，取出放凉。或用闷煅法煅炭。

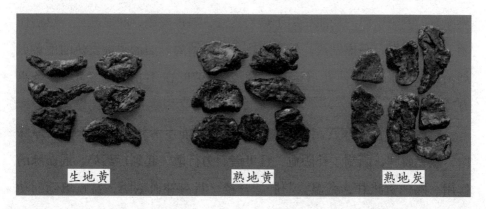

生地黄　　　　熟地黄　　　　熟地炭

5. 熟地炭：取熟地黄片，武火炒至外皮焦褐色为度，取出放凉。或用闷煅法煅炭。

【质量要求】 鲜地黄呈纺锤形或条状，外皮薄，表面浅红黄色，具弯曲的纵皱纹、芽痕、横长皮孔样突起及不规则疤痕。肉质，易断，断面皮部淡黄白色，可见橘红色油点，木部黄白色，导管呈放射状排列。气微，味微甜、微苦。生地黄外表皮棕黑色或棕灰色，极皱缩具不规则的横曲纹。切面棕黑色或乌黑色，有光泽，具黏性。质柔软，坚实，气微，味微甜。熟地黄表面乌黑色，有光泽，黏性大。质柔软而带韧性，不易折断，断面乌黑色，有光泽。气微，味甜。生地炭表面焦黑色，质轻松膨胀，外皮焦脆，中心部呈棕黑色并有蜂窝状裂隙。有焦苦味。熟地炭表面焦黑色，有光泽，较生地炭色深。

生地黄饮片水分不得过 15.0%，总灰分不得过 8.0%，酸不溶性灰分不得过 3.0%，水溶性浸出物不得少于 65.0%，梓醇不得少于 0.20%，毛蕊花糖苷不得少于 0.020%。熟地黄含毛蕊花糖苷不得少于 0.020%。

【炮制作用】 鲜地黄性味甘、苦、寒。归心、肝、肾经。具有清热生津、凉血、止血的功能。用于热病伤阴，舌绛烦渴，温毒发斑，吐血衄血，咽喉肿痛等症。如治热入心包，血虚生烦的五汁一枝煎（《重订通俗伤寒论》），治劳瘵咳嗽的生津止嗽膏（《简明医彀》）。

生地黄性味甘、苦，寒。归心、肝、肾经。为清热凉血之品，具有清热凉血，养阴生津的功能。用于热入营血，温毒发斑，吐血衄血，热病伤阴，舌绛烦渴，阴虚发热，骨蒸劳热，内热消渴。如治阴虚发热的地黄煎剂治血热出血的四神丸（《妇人》），治虚劳吐血不止的地黄散（《圣惠方》）。

熟地黄药性由寒转温，味由苦转甜，功能由清转补。熟地黄质厚味浓，滋腻碍脾，酒制主补阴血，且可借酒力行散，起到行药势、通血脉的作用。熟地黄味甘，微温。归肝、肾经。具有补血滋阴，益精填髓的功能。用于血虚萎黄，心悸怔忡，月经不调，崩漏下血，肝肾阴虚，腰膝酸软，骨蒸潮热，盗汗遗精，内热消渴，眩晕，耳鸣，须发早白。如治肾虚梦遗，腰膝萎弱的六味地黄丸（《药证》），治阴虚消渴的地黄饮子（《宣明论方》）。

生地炭入血分凉血止血，用于吐血，衄血，尿血，便血，崩漏等。如治产后血崩的四物加地榆汤（《医略六书》），治痔疮漏疮，肛门肿痛，大便出血的断红肠澼丸，治阴虚火旺之吐血衄血，痰中带血的八宝治红丹（《全国中药成药处方集》）。

熟地炭以补血止血为主，用于虚损性出血。如治疗崩漏的止崩汤（《临证医案医方》），治妇人血崩的补气止崩汤（《揣摩有得集》）。

【贮存】 装缸内或箱子加盖，防潮、防虫蛀。

［丹 皮］

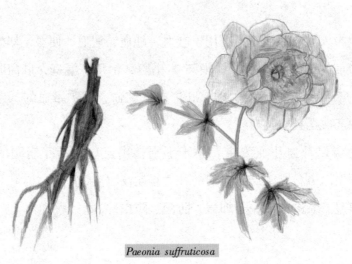

Paeonia suffruticosa

【来源】 系毛茛科植物牡丹 *Paeonia suffruticosa* Andr. 的根皮。秋季采挖根部，除去细根，剥取根皮，晒干。

【药性】 味苦、辛；微寒。归心、肝、肾、肺经。

【功效】 清热凉血，活血散瘀。

【应用】 主治温热病热入血分，发斑，吐衄，热病后期热伏阴分发热，阴虚骨蒸潮热，血滞经闭，痛经，痈肿疮毒，跌扑伤痛，风湿热痹。

【用法用量】 内服：煎汤，6~9g；或入丸、散。

【使用注意】 血虚有寒，孕妇及月经过多者慎服。

【现代研究】

1. 化学成分：本品含牡丹酚、牡丹酚苷、牡丹酚原苷、牡丹酚新苷、没食子酸、挥发油、蔗糖、葡萄糖等。

2. 药理作用：所含牡丹酚及其以外的糖苷类成分均有抗炎作用，牡丹皮的甲醇提取物有抑制血小板作用，牡丹酚有镇静、降温、解热、镇痛、解痉等功效，牡丹皮水煎剂对痢疾杆菌、伤寒杆菌等多种致病菌及致病性皮肤真菌均有抑制作用。

【处方用名】　牡丹皮、丹皮、丹皮炭。

【炮制方法】

1. 麸丹皮炭：取牡丹皮片置锅内，用中火加热，炒至表面黑褐色时，喷淋清水少许，灭尽火星，取出晾干，凉透。

2. 酒牡丹皮：取牡丹皮，用黄酒拌匀，闷透，置锅内，用文火加热，炒干，取出放凉。牡丹皮每100kg，用黄酒12kg。

3. 炒牡丹皮：取牡丹皮，置锅内，用文火加热，炒至黄色，取出放凉。

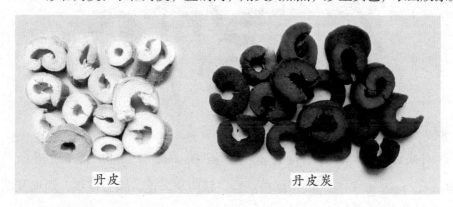

丹皮　　　　　　　　　丹皮炭

【质量要求】　牡丹皮为空心圆形薄片，外表面灰褐色或黄褐色，栓皮刮脱处呈粉红色；内表面淡灰黄色或浅棕色，常见发亮的结晶物。质脆，粉性。气芳香，味微苦而涩。

牡丹皮含水分不得过13.0%，总灰分不得过5.0%，含丹皮酚（$C_9H_{10}O_3$）不得少于1.20%。

【炮制作用】　牡丹皮具有清热凉血，活血散瘀的功能。生品长于清热凉血，活血散瘀，用于温毒发斑，阴虚发热，肠痈，痈肿，肝火头痛，经闭经痛，跌打伤痛。

丹皮炭凉血止血，用于吐血、衄血。

【贮存】　装缸内，加盖，防潮。

［赤 芍］

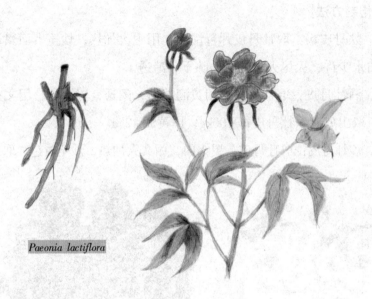

Paeonia lactiflora

【来源】 本品为毛茛科植物芍药 *Paeonia lactiflora* Pall. 或川赤芍 *Paeonia veitchii* Lynch 的干燥根。春、秋两季采挖，除去根茎、须根及泥沙，晒干。

【药性】 苦，微寒。归肝经。

【功效】 清热凉血，散瘀止痛。

【应用】 用于温毒发斑，吐血衄血，目赤肿痛，肝郁胁痛，经闭痛经，腹痛，跌打损伤，痈肿疮疡。

【用法用量】 内服：煎汤，4~10g；或入丸、散。

【使用注意】 血虚无瘀之症及痈疽已溃者慎服。不宜与藜芦同用。

【现代研究】

1. 化学成分：芍药根含芍药苷，氧化芍药苷，苯甲酰芍药苷，白芍苷，芍药苷无酮，没食子酰芍药苷。挥发油主要含苯甲酸，牡丹酚及其他醇类和酚类成分共 33 个。

2. 药理作用：赤芍精对高黏滞血冠心病患者也有改善血液流变性作用，使中、低切速下全血黏度降低，红细胞电泳时间延长，血小板聚集性降低。赤芍抑制血小板聚集的机制可能与干扰血小板的能量代谢，抑制 TXA2 的生物合成及提高血小板内 cAMP 含量等有关。

【处方用名】 赤芍、赤芍药、炒赤芍、酒赤芍。

【炮制方法】

1. 炒赤芍：取净赤芍片，置炒制容器内，用文火加热，炒至颜色加深，取出晾凉，筛去碎屑。

2. 酒赤芍：取净赤芍片，加黄酒拌匀，稍闷，待酒被吸尽后，置炒制容器内，用文火加热，炒至微黄色，取出晾凉，筛去碎屑。赤芍片每 100kg，用黄酒 12kg。

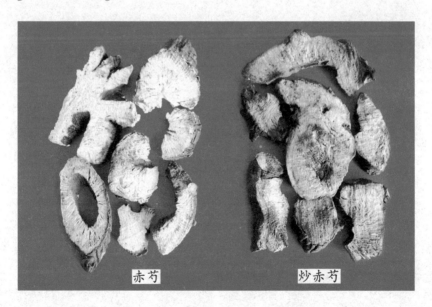

赤芍　　　　　　　炒赤芍

【质量要求】 本品为类圆形厚片。外表皮棕褐色，切面粉白色或粉红色，皮部窄，木部放射状纹理明显，有的有裂隙。质硬而脆。味微苦。赤芍饮片含芍药苷不得少于 1.5%。

【炮制作用】 赤芍生品以清热凉血力胜。多用于瘟病热入血分的身热出血，目赤肿痛，痈肿疮毒。

炒赤芍药性缓和，活血止痛而不寒中，可用于瘀滞疼痛。常与川芎、白芷、当归、红花等配伍治疗头部外伤之瘀血疼痛。

酒赤芍以活血散瘀见长，清热凉血作用甚弱。多用于闭经或痛经，跌打损伤，常与当归、自然铜等配伍应用。

【贮存】 置通风干燥处。

［大　黄］

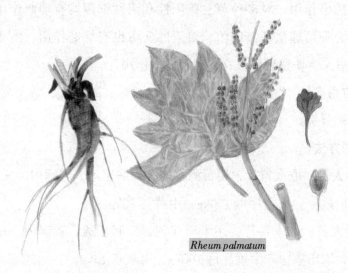

Rheum palmatum

【来源】　蓼科植物掌叶大黄 *Rheum palmatum* L.、唐古特大黄 *Rheum-tanguticum* Maxim. ex Balf. 或药用大黄 *Rheum officinale* Baill. 的干燥根及根茎。于秋末茎叶枯萎或次春发芽前采挖。除去须根，刮去外皮切块干燥，生用，或酒炒，酒蒸，炒炭用。

【药性】　苦，寒。归脾、胃、大肠、肝、心包经。

【功效】　泻下攻积，清热泻火，凉血解毒，逐瘀通经。

【应用】　用于实热便秘，积滞腹痛，泻痢不爽，湿热黄疸，血热吐衄，目赤，咽肿，肠痈腹痛，痈肿疔疮，瘀血经闭，跌打损伤，外治水火烫伤；上消化道出血。

【用法用量】　煎服，5~15g。外用适量。

【使用注意】　本品为峻烈攻下之品，易伤正气，如非实证，不宜妄用；本品苦寒，易伤胃气，脾胃虚弱者慎用；其性沉降，且善活血祛瘀，故妇女怀孕、月经期、哺乳期应忌用。

【现代研究】

1. 化学成分：主要为蒽醌衍生物，包括蒽醌苷和双蒽醌苷。

2. 药理作用：大黄能增加肠蠕动，抑制肠内水分吸收，促进排便；大黄有抗感染作用，对多种革兰氏阳性和阴性细菌均有抑制作用，其中最敏感的为葡萄球菌和链球菌；对流感病毒也有抑制作用；由于鞣质所致，故泻后又有便秘现象；有利胆和健胃作用。

【处方用名】 大黄、生大黄、川军、酒军、酒大黄、醋大黄、熟军、熟大黄、大黄炭。

【炮制方法】

1. 酒大黄：取大黄片，用黄酒拌匀，闷润至透，置锅内，文火加热，炒干，取出放凉。大黄片每100kg，用黄酒10kg。

2. 醋大黄：取大黄片，用米醋拌匀，闷润至透，置锅内，用文火加热，炒干，取出放凉。大黄片每100kg，用米醋15kg。

3. 蜜大黄：先将蜂蜜置锅内，加热至沸，加入大黄片，用文火炒至不粘手为度，取出放凉。大黄片每100kg，用炼蜜18kg。

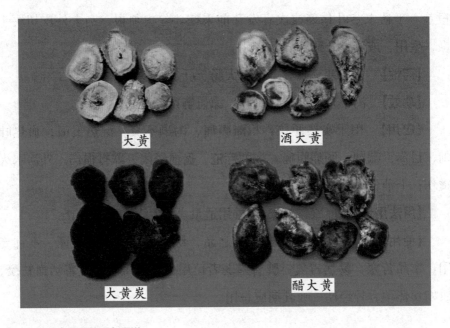

大黄　　酒大黄　　大黄炭　　醋大黄

4.石灰炒大黄：取陈石灰粉入锅内炒热，加净大黄片拌炒至石灰桃红色，取出，筛去石灰粉，临用研碎。

5. 大黄炭：取大黄片置锅内，用武火加热，炒至表面焦黑色，内部焦褐色，喷淋清水少许，灭尽火星，取出晾凉。

6. 清宁片：取大黄片或块，置煮制容器内，加水满过药面，用武火加热，煮烂时，加入黄酒（100:30）搅拌，再煮成泥状，取出晒干，粉碎。过100目筛，取细粉，再与黄酒、炼蜜混合成团块状，置笼屉内蒸至透，取出揉匀，搓成直径约14mm的圆条，于50℃~55℃低温干燥，烘至七成干时，装入容器内闷约10日至内外湿度一致，手摸有挺劲，取出，切厚片，晾干。大黄片或块每100kg，用黄酒75kg，炼蜜40kg。

【炮制作用】 生大黄泻下作用峻烈，攻积导滞，泻火解毒力强。用于实热便秘，高热，谵语发狂，吐血，衄血，湿热黄疸，痈疮肿毒，里急后重，血瘀经闭，产后瘀阻腹痛；外治烧烫伤等证。

酒炙后，其泻下作用稍缓，并借酒升提之性，引药上行，以清上焦实热为主，用于血热妄行之吐血，衄血及火邪上炎所致的目赤肿痛。

醋大黄泻下作用稍缓，以消积化瘀为主，用于食积痞满，产后瘀滞等证。如治产后瘀血腹痛的化癥回生丹（《温病条辨》）。

蜜大黄增强润肠通便作用。

石灰炒大黄多外用，治烧烫伤，有收敛消肿止痛作用。

制大黄增强泻火利小便作用。

大黄炭，泻下作用极微，并有止血作用。用于大肠有积滞的大便出血及热邪伤络，血不循经之呕血、咯血等出血证。如治热邪伤络，血不循经的十灰散（《十药神书》）。

清宁片，泻下作用缓和，具缓泄而不伤气，逐瘀而不败正之功，用于饮食停滞，口燥舌干，大便秘结之年老、体弱、久病患者。

【贮存】 装箱内闭盖，防霉。

［巴 豆］

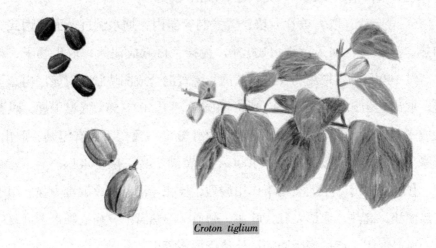

Croton tiglium

【来源】 本品为大戟科植物巴豆 *Croton tiglium* L.的干燥成熟果实，根及叶亦供药用。主产于四川、广西、云南等地。秋季果实成熟时采收，堆置 2~3 天，摊开干燥。根、叶全年可采，根切片，叶晒干备用。

【药性】 辛，热；有大毒。归胃、大肠经。

【功效】 峻下祛积，逐水消肿，豁痰利咽；外用蚀疮。

【应用】 用于寒积便秘，腹水鼓胀，喉风，喉痹，痈肿脓成未溃，疥癣恶疮，疣痣。

【用法用量】 入丸散服，每次 0.1~0.3g。内服宜用巴豆霜，以减低毒性。外用适量。

【使用注意】 孕妇及体弱者禁用。不宜与牵牛子同用。外用巴豆霜可产生接触性皮炎，局部烧灼或起脓疱状红疹、水泡等，故皮肤过敏者不宜用。

【现代研究】

1. 化学成分：本品主含巴豆油，油中主要成分为巴豆油酸和甘油酯，尚含巴豆毒素和巴豆苷、生物碱、β-谷甾醇等。

2. 药理作用：具有泻下、促进平滑肌运动、抗肿瘤、抗菌、抗炎等作用。巴豆油毒性较大，口服半滴至一滴，即能产生口腔、咽及胃粘膜的烧灼感及呕吐，短期内可产生大量多次水泻，并伴有剧烈腹痛及里急后重。巴豆油外用，对皮肤有强烈刺激作用。巴豆油、巴豆树脂和巴豆醇脂类有弱性致癌活性。

【处方用名】　生巴豆、巴豆霜。

【炮制方法】

1. 生巴豆：取原药材，除去杂质，去净果壳及种皮取仁。

2. 炒巴豆：取净巴豆仁，置炒制容器内，用中火加热，炒至表面焦褐色或内外均呈焦黑色，取出晾凉。

3. 巴豆霜：取净巴豆仁，碾如泥状，用多层吸油纸包裹，加热微炕，压榨去油，每隔 2 天取出复研和换纸 1 次，如上法压榨六、七次至油尽为度，取出，碾细，过筛。

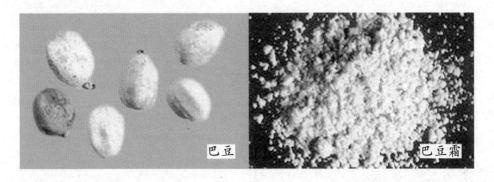

巴豆　　　　　巴豆霜

【质量要求】　生巴豆呈椭圆形，略扁。表面棕色或灰棕色，有隆起的种脊，外种皮薄而脆，内种皮有白色薄膜，种仁黄白色，富油性。无臭，味辛辣。巴豆霜为淡黄色松散粉末，性滞腻，微显油性。味辛辣。

生巴豆水分不得过 12.0%，总灰分不得过 5.0%，脂肪油含量按干燥品计不得少于 22.0%，巴豆苷含量按干燥品计不得少于 0.80%。巴豆霜水分同生品，总灰分不得过 7.0%，巴豆霜含脂肪油量应为 18.0%~20.0%，巴豆苷含量按干燥品计同生品。

【炮制作用】 巴豆味辛，性热；有大毒。归胃、大肠经。具有峻下积滞、逐水消肿、豁痰利咽、蚀疮的功能。生巴豆毒性强烈，仅供外用蚀疮。多用于恶疮，疥癣，疣痣。如巴豆捣泥，绢包擦患处，可治癣疮；与雄黄同用，可治神经性皮炎。

炒巴豆毒性稍减，可用于疮痈肿毒，腹水鼓胀，泻痢。如治一切疮毒及腐化瘀肉的乌金膏（《痈疽神验方》）。

巴豆霜毒性降低，泻下作用得到缓和，多用于寒积便秘，乳食停滞，腹水，二便不通，喉风，喉痹。如治寒积便秘的三物备急丸（《金匮》）；治小儿乳食停积的保赤散（《中国药典》）。

【贮存】 置阴凉干燥处。

[狗 脊]

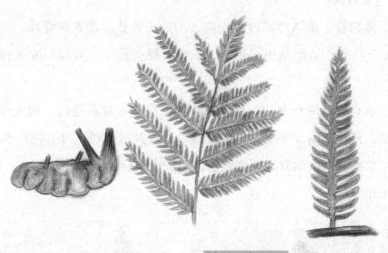

Cibotium barometz

【来源】 本品为蚌壳蕨科植物金毛狗脊 *Cibotium barometz*(L.)J.Sm.的干燥根茎。秋、冬两季采挖，除去泥沙，干燥；或去硬根、叶柄及金黄色绒毛，切厚片，干燥，为"生狗脊片"；蒸后，晒至六、七成干，切厚片，干燥，为"熟狗脊片"。

【药性】 苦、甘，温。归肝、肾经。

【功效】 补肝肾，强腰脊，祛风湿。

【应用】 主要用于腰膝酸软，下肢无力，风湿痹痛。

【用法用量】 内服：煎汤，7.5~15g；熬膏或入丸剂。外用：煎水洗。

【使用注意】 阴虚有热，小便不利者慎服。

【现代研究】

1. 化学成分：狗脊含蕨素 R，金粉蕨素，金粉蕨素–2′–O–葡萄糖苷，金粉蕨素–2′–O–阿洛糖苷，欧蕨伊鲁苷，蕨素 Z。

2. 药理作用：100%狗脊注射液给小鼠腹腔注射 30g/kg，对心肌摄取 86Rb 无明显改变。其绒毛有较好的止血作用。

【处方用名】 狗脊、金毛狗脊、炒狗脊、烫狗脊、制狗脊、炙狗脊。

【炮制方法】

1. 烫狗脊：取洁净河砂置锅内，用武火炒热后加入狗脊片，不断翻动，烫至鼓起，绒毛呈焦褐色时，取出，筛去砂子，放凉后除去残存绒毛。

2. 酒狗脊：取狗脊片，加黄酒拌匀，润透后置蒸笼内，用武火加热蒸 4~6h，停火，闷 6~8h，取出，干燥。狗脊片每 100kg，用黄酒 15kg。

3. 蒸狗脊：取狗脊片置蒸笼内，用武火加热，蒸 4~6h，停火，闷 6~8h，取出，干燥。

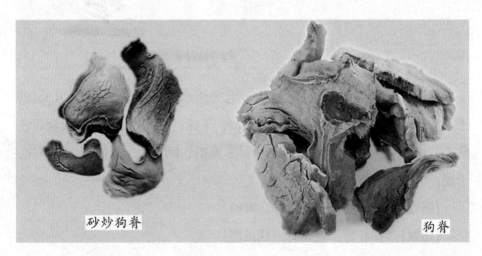

砂炒狗脊　　　　　　　　　　　　　　　狗脊

【质量要求】 狗脊为不规则的椭圆或圆形厚片，切面浅棕色或黄白色，平滑细腻，近边缘处有一条明显隆起的棕黄色环纹，中间浅棕色，满布小点。周边不整齐，偶有金黄色绒毛残留，质脆，易折断，有粉性，味微涩。

狗脊饮片水分不得过 13.0%，总灰分不得过 3.0%，醇溶性浸出物不得少于 20.0%。

【炮制作用】 狗脊生品以祛风湿，利关节为主，用于风寒湿痹，关节疼痛，屈伸不利等证。如治风湿痹痛的狗脊散（《太平圣惠方》）；腰腿疼痛，手足麻木，筋脉不舒的加味舒筋药酒（《中草药学》）。狗脊质地坚硬，经砂烫后质地松脆，便于粉碎和煎出有效成分，也便于除去残存绒毛。

烫狗脊以补肝肾，强筋骨为主。用于肝肾不足或冲任虚寒的腰痛脚软，遗精遗尿。

蒸狗脊或酒狗脊补肝肾、强腰膝的作用增强。

【贮存】 贮藏于干燥容器内，密闭，置阴凉干燥处。

［苍 术］

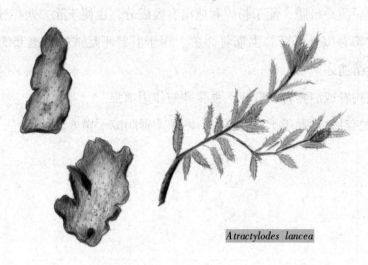

Atractylodes lancea

【来源】　本品为菊科植物茅苍术 *Atractylodes lancea*(Thunb.)DC.或北苍术 *Atractylodes chinensis*(DC.)Koidz.的干燥根茎。春、秋两季采挖，除去泥沙，晒干，撞去须根。

【药性】　辛，苦，温。归脾、胃、肝经。

【功效】　燥湿健脾，祛风散寒。

【应用】　主要用于脘腹胀满，泄泻，水肿，脚气痿躄，风湿痹痛，风寒感冒，夜盲。

【用法用量】　煎服，5~10g。

【使用注意】　阴虚内热，气虚多汗者忌用。

【现代研究】

1. 化学成分：主要含挥发油，油中主含苍术醇和茅苍术醇的混合结晶。其他尚含少量苍术酮、维生素 A 样物质、维生素 B 及菊糖。

2. 药理作用：其挥发油有明显的抗副交感神经介质乙酰胆碱引起的

肠痉挛；对交感神经介质肾上腺素引起的肠肌松弛，苍术制剂能促进肾上腺抑制作用的振幅恢复，苍术醇有促进胃肠运动作用，对胃平滑肌也有微弱收缩作用。苍术挥发油对中枢神经系统，小剂量是镇静作用，同时使脊髓反射亢进；大剂量则呈抑制作用。苍术煎剂有降血糖作用，同时具排钠、排钾作用；其维生素 A 样物质可治疗夜盲及角膜软化症。

【处方用名】 苍术、茅苍术、炒苍术、焦苍术。

【炮制方法】

1. 米泔水制苍术：取苍术片用米泔水浸透，取出，置锅内，用文火炒干，取出放凉。

2. 炒苍术：取净苍术片，置锅内，用文火炒至表面微黄色，取出放凉。

3. 焦苍术：取苍术片，置锅内用中火加热，炒至表面焦黄色，取出放凉。

4. 苍术炭：取净苍术片置锅内，用武火炒至表面黑褐色时，喷淋清水少许，炒干后取出放凉。

5. 麸炒苍术：先将锅烧热，撒入麦麸，待冒烟时投入苍术片，翻炒至深黄色，取出，筛去麦麸，放凉。苍术片每 100kg，用麦麸 10kg。

6. 土炒苍术：先将灶心土粉置热锅内炒至滑利状，加入净苍术片，用中火炒至闻到苍术固有香气，挂土色时，取出，筛去土粉，放凉。苍术片每 100kg，用灶心土粉 30kg。

7. 盐苍术：取净苍术片，置锅内，用武火炒至表面焦黄色，喷淋盐水，炒干，取出放凉。苍术片每 100kg，用盐 2kg。

【质量要求】 本品呈不规则的厚片，边缘不整齐，切面黄白色或灰白色，散有多数橙黄色或棕红色的油点（朱砂点），久置有白色毛状结晶析出（习称起霜）。周边灰棕色或棕黑色，有皱纹和须根纹。质坚实，气香特异，味微甜、辛、苦。

苍术总灰分不得过 7.0%。麸炒苍术灰屑不得过 3%。

【炮制作用】　苍术生品温燥辛烈，燥湿祛风散寒力强，多用于风湿痹痛，肌肤麻木不仁，脚膝疼痛，风寒感冒，肢体疼痛，湿温发热，肢节酸痛等。如治湿热下注，腰腿疼痛的苍术汤（《兰室秘藏》）。

米泔水制苍术缓和燥性，降低辛烈温燥的作用，用于脾胃不和，四时伤寒，目生翳障。如治寒湿困脾泄泻久不愈的苍术丸（《景岳全书》）。

麸炒、清炒后辛燥之性减弱，气变芳香，增强健脾和胃的作用，用于脘腹痞满，青盲雀目，痰饮停滞等。如治气滞湿阻，胸膈胀满；焦苍术辛燥之性大减，以固肠止泻为主要功能，用于脾虚泻泄，久痢或妇女淋带白浊等证。如治湿阻中焦，脾虚泄泻的椒术丸（《素问·病机气宜保命集》）。

土炒苍术增强补脾止泻的作用；盐苍术增强益肾健骨明目的功能，用于筋骨疼痛，内外障眼；苍术炒炭增强止泻止血功能。

【贮存】　装箱内盖好防潮。

［砂 仁］

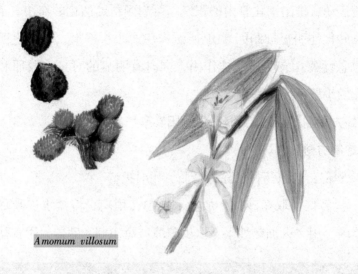

Amomum villosum

【来源】 本品为姜科植物阳春砂 *Amomum villosum* Lour.绿壳砂 *Amomum villosum* Lour.var.xanthioides T.L.Wu et Senjen 或海南砂 *Amomum longiligulare* T. L. Wu 的干燥成熟果实。夏、秋两季果实成熟时采收，晒干或低温干燥。

【药性】 辛，温。归脾、胃、肾经。

【功效】 化湿开胃，温脾止泻，理气安胎。

【应用】 用于湿浊中阻，脘痞不饥，脾胃虚寒，呕吐泄泻，妊娠恶阻，胎动不安。

【用法用量】 打碎，生用。煎服，3~6g。或入丸、散。入汤剂宜后下。

【使用注意】 阴虚血燥者慎用。

【现代研究】

1. 化学成分：阳春砂含挥发油，油中主要成分为右旋樟脑、龙脑、乙酸龙脑酯、柠檬烯、橙花叔醇等，并含皂苷。缩砂含挥发油，油中主要成分为樟脑、一种萜烯等。

2. 药理作用：本品煎剂可增强胃的功能，促进消化液的分泌，可增进肠道运动，排出消化管内的积气。可起到帮助消化的作用，消除肠胀气症状。砂仁能明显抑制因 ADP 所致家兔血小板聚集，对花生四烯酸诱发的小鼠急性死亡有明显保护作用，同时有明显的对抗由胶原和肾上腺素所诱发的小鼠急性死亡作用。

【处方用名】　砂仁、缩砂仁、阳春砂、盐砂仁。

【炮制方法】

1. 砂仁：取原药材，除去杂质。用时捣碎。

2. 盐砂仁：取净砂仁，加盐水拌匀，稍闷，待盐水被吸尽后，置炒制容器内，用文火加热炒干，取出晾凉。每 100kg 砂仁，用食盐 2kg。

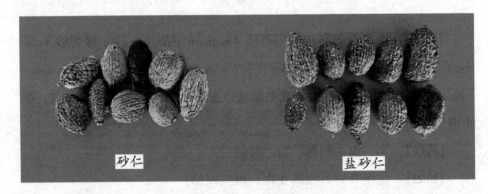

砂仁　　　　　　　　　　盐砂仁

【质量要求】　阳春砂和绿壳砂为椭圆形或卵圆形，有不明显的三棱。表面棕褐色，密生刺状突起。种子为不规则的多面体，表面棕红色或暗褐色。气芳香浓烈，味辛凉微苦。海南砂为长椭圆形或卵圆形，有明显三棱，表面被片状、分枝软刺。气味稍淡。盐砂仁形如砂仁，外表深棕红色或深褐色，辛香气略减，味微咸。

【炮制作用】　砂仁味辛，性温。归脾、胃、肾经。生品辛香，具有化湿开胃、温脾止泻、理气安胎的功能。临床常用于湿浊中阻，脘痞不饥，脾胃虚寒，呕吐泄泻，妊娠恶阻。

盐砂仁辛燥之性略减，温而不燥，并能引药下行，增强温中暖胃、理气安胎作用。可用于霍乱转筋，胎动不安。

【贮存】 贮干燥容器内，密闭，置阴凉干燥处。

[薏苡仁]

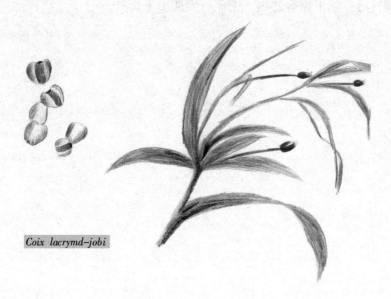

Coix lacrymd-jobi

【来源】 本品为禾本科植物薏苡 *Coix lacryma-jobi* L. var. ma-yuen (Roman.) Stapf 的干燥成熟种仁。秋季果实成熟时采割植株，晒干，打下果实，再晒干，除去外壳、黄褐色种皮及杂质，收集种仁。

【药性】 甘、淡，凉。归脾、胃、肺经。

【功效】 健脾渗湿，除痹止泻，清热排脓。

【应用】 用于水肿，脚气，小便不利，湿痹拘挛，脾虚泄泻，肺痈，肠痈，扁平疣。

【用法用量】 煎服，9~30g。

【使用注意】 本品性质滑利，孕妇慎用。

【现代研究】

1. 化学成分：种仁含薏苡仁酯，粗蛋白，脂类。脂类中三酰甘油，二酰甘油，甾醇酯，游离脂肪酸，还有棕榈酸，硬脂酸，油酸等。一酰甘油中有具抗肿瘤作用的 α–单油酸甘油酯，甾醇酯中有具促排卵作用的顺–阿魏酰豆甾醇、反–阿魏酰豆甾醇和顺–阿魏酰菜油甾醇、反–阿魏酰菜油甾醇等。

2. 药理作用：薏苡仁有抗肿瘤作用，提高免疫作用，降血糖、血钙、血压作用，抑制胰蛋白酶作用，诱发排卵作用。

【处方用名】 薏苡仁、苡米、苡仁、炒苡仁、麸苡仁。

【炮制方法】

1. 薏苡仁：取原药材，除去杂质，筛去碎屑。

2. 炒薏苡仁：取净薏苡仁，置炒制容器内，用中火加热，炒至表面黄色，略鼓起，表面有凸起，取出。

3. 麸炒薏苡仁：先将锅烧热，撒入麦麸即刻烟起，再投入薏苡仁，迅速拌炒至黄色，微鼓起，取出，筛去麦麸即得。

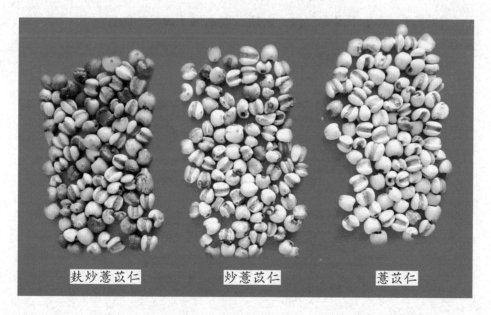

麸炒薏苡仁　　　　　炒薏苡仁　　　　　薏苡仁

【质量要求】 薏苡仁呈宽卵圆形或长椭圆形，长 4~8mm，宽 3~6mm；表面乳白色，光滑，偶有残存的黄褐色种皮；一端钝圆，另一端较宽而微凹，有 1 个淡棕色种脐；背面圆凸，腹面有 1 条较宽而深的纵沟；质坚实，断面白色，粉性；气微，味微甜。炒苡仁微鼓起，表面浅黄色。麸炒苡仁微鼓起，表面黄色。

薏苡仁杂质不得过 2%，水分不得过 15.0%，总灰分不得过 3.0%，醇浸出物不得少于 5.5%，含甘油三酸酯不得少于 0.50%。麸炒薏苡仁水分不得过 12.0%，总灰分不得过 2.0%，甘油三酸酯不得少于 0.40%。

【炮制作用】 薏苡仁味甘、淡，性凉。归脾、胃肺经。具有健脾渗湿，除痹止泻，清热排脓的功能。生品偏寒凉，长于利水渗湿，清热排脓，除痹止痛。可用于小便不利，水肿，脚气，肺痈，肠痈，风湿痹痛，筋脉挛急及湿温病在气分。如治疗脚气水肿的薏苡牡仲汤（《中药临床应用》）。

薏苡仁炒或麸炒后寒凉之性偏于平和，长于健脾止泻，可用于脾虚泄泻，纳少腹胀。如参苓白术散（《药典》）。

【贮存】 贮于干燥容器内，密闭，置通风干燥处。防蛀。

［泽　泻］

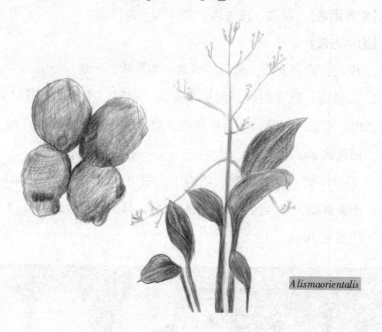

Alismaorientalis

【来源】 本品为泽泻科植物泽泻 *Alisma orientalis*（Sam.）Juzep. 的干燥块茎。冬季茎叶开始枯萎时采挖，洗净，干燥，除去须根和粗皮。

【药性】 甘、淡，寒。归肾、膀胱经。

【功效】 利水渗湿，泄热，化浊降脂。

【应用】 用于小便不利，水肿胀满，泄泻尿少，痰饮眩晕，热淋涩痛，高脂血症。

【用法用量】 切片，生用、麸炒或盐水炒用。煎服，5~10g。

【使用注意】 本品属性寒通利之品，肾虚精滑无湿热者忌用。

【现代研究】

1. 化学成分：本品主要含泽泻萜醇 A、B、C，挥发油、生物碱、天门冬素、树脂等。

2. 药理作用：有利尿作用，能增加尿量，增加尿素与氯化物的排泄，对肾炎患者利尿作用更为明显。有降压、降血糖作用，还有抗脂肪肝作用。对金黄色葡萄球菌、肺炎双球菌、结核杆菌有抑制作用。

【处方用名】 泽泻、淡泽泻、炒泽泻、盐泽泻。

【炮制方法】

1. 泽泻：除去杂质，稍浸，润透，切厚片，干燥。

2. 盐泽泻：取泽泻片，用盐水拌匀，闷润，待盐水被吸尽后，置炒制容器内，用文火加热，炒至微黄色，取出晾凉。筛去碎屑。每100kg泽泻片，用食盐2kg。

3. 麸炒泽泻：将麸皮撒入热锅中，用中火加热，待冒浓烟时投入泽泻片，不断翻动，炒至药物呈黄色时取出，筛去麸皮，晾凉。每100kg泽泻片，用麦麸10kg。

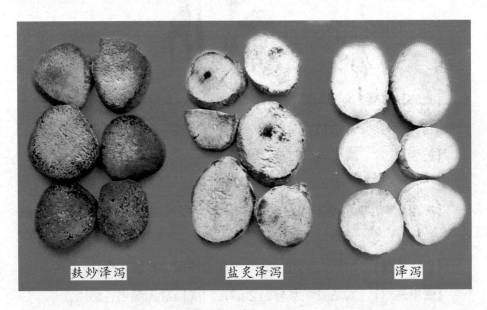

麸炒泽泻　　　　　盐炙泽泻　　　　　泽泻

【质量要求】 泽泻为圆形或椭圆形厚片。外表皮黄白色或淡黄棕色，可见细小突起的须根痕。切面黄白色，粉性，有多数细孔。气微，味微苦。盐泽泻形如泽泻片，表面淡黄棕色或黄褐色，偶见焦斑，味微咸。麸炒泽泻形如泽泻片。表面黄白，偶见焦斑，微有焦香气。

泽泻饮片水分不得过 12.0%，总灰分不得过 5.0%，醇溶性浸出物不得少于 10.0%，23-乙酰泽泻 B 不得少于 0.050%。盐泽泻饮片水分不得过 13.0%，总灰分不得过 6.0%，醇溶性浸出物同生品，23-乙酰泽泻 B 不得少于 0.040%。

【炮制作用】 泽泻味甘、淡，性寒。归肾、膀胱经。具有利水泄热的功能。常用于小便不利，水肿，湿热黄疸，淋浊，湿热带下。

盐泽泻引药下行，并能增强泄热作用，利尿而不伤阴。小剂量于补方中，可泄肾降浊，并能防止补药之滋腻，可用于阴虚火旺，利水清热养阴。

麸炒泽泻寒性稍缓，长于渗湿和脾，降浊以升清。多用于脾虚泄泻，痰湿眩晕。

【贮存】 贮干燥容器内，密闭，置通风干燥处。防霉、防蛀。

［车前子］

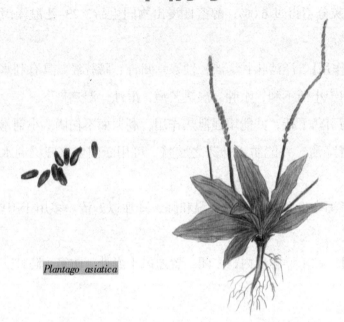

Plantago asiatica

【来源】 本品为车前科植物车前 *Plantago asiatica* L. 或平车前 *Plantago depressa* Willd. 的干燥成熟种子。夏、秋两季种子成熟时采收果穗，晒干，搓出种子，除去杂质。

【药性】 甘，寒。归肝、肾、肺、小肠经。

【功效】 清热利尿通淋，渗湿止泻，明目，祛痰。

【应用】 用于热淋涩痛，水肿胀满，暑湿泄泻，目赤肿痛，痰热咳嗽。

【用法用量】 生用或盐水炙用。煎服，9~15g。包煎。

【使用注意】 肾虚滑精者及孕妇慎用。

【现代研究】

1. 化学成分：本品含黏液质，琥珀酸、二氢黄酮苷、车前烯醇、腺嘌呤、胆碱、车前子碱、脂肪油、维生素 A、B 等。

2. 药理作用：本品有显著利尿作用，还能促进呼吸道黏液分泌，稀释痰液，故有祛痰作用。对各种杆菌和葡萄球菌均有抑制作用。车前子提取液有预防肾结石形成的作用。

【处方用名】 车前子、车前仁、盐车前子、炒车前子。

【炮制方法】

1. 车前子：除去杂质。

2. 盐车前子：取净车前子，置锅内用文火炒至鼓起有爆裂声时，喷淋盐水，继续炒干，有香气逸出时，取出放凉。车前子每 100kg，用食盐 2kg。

3. 炒车前子：取净车前子置锅内，用文火炒至鼓起，色稍变深，有爆鸣音时取出，晾凉。

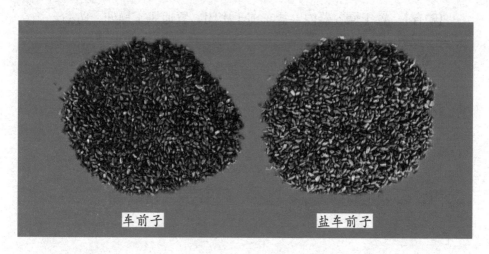

车前子　　　　　　　　　盐车前子

【质量要求】 车前子呈椭圆形、不规则长圆形或三角状长圆形，略扁。表面呈黑褐色或黄棕色，遇水有黏滑感。质硬，气微，味淡。炒车前子形如车前子，表面黑褐色，有香气。盐车前子形如车前子，表面黑褐色。气微香，味微咸。

车前子饮片水分不得过 12.0%，总灰分不得过 6.0%，酸不溶性灰分不得过 2.0%，膨胀度应不低于 4.0，京尼平苷酸不得少于 0.50%，毛蕊花糖苷不得少于 0.40%。

盐车前子饮片水分不得过 10.0%，总灰分不得过 9.0%，酸不溶性灰分不得过 2.0%，膨胀度应不低于 3.0，京尼平苷酸不得少于 0.40%，毛蕊花糖苷不得少于 0.30%。

【炮制作用】 车前子性味甘，微寒。归肾、肝、肺、小肠经。具有利水通淋，渗湿止泻，清肝明目，清肺化痰的功能。生品长于利水通淋，清肺化痰，清肝明目。用于水肿，淋证，暑湿泄泻，痰热咳嗽，肝火目赤。

炒车前子寒性稍减，并能提高煎出效果，作用与生品相似，长于渗湿止泻。多用于湿浊泄泻，小便短少。

盐车前子泻热作用较强，利尿而不伤阴，能益肝明目。多用于眼目昏暗，视力减退。

【贮存】 置干燥容器内，盐车前子密闭，置通风干燥处，防潮。

［干　姜］

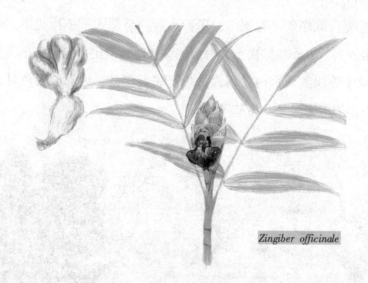

Zingiber officinale

【来源】　为姜科植物姜 *Zingiber officinale* Rosc.的干燥根茎。主产于四川、广东、广西、湖南、湖北等地。均系栽培。冬季采收。纯净后切片晒干或低温烘干。生用。

【药性】　辛，热。归脾、胃、肾、心、肺经。

【功效】　温中散寒，回阳通脉，温肺化饮。

【应用】　主要用于腹痛，呕吐，泄泻，亡阳证，寒饮喘咳等症。

【用法用量】　煎服，3~10g。

【使用注意】　本品辛热燥烈，阴虚内热，血热妄行者忌用。

【现代研究】

1. 化学成分：干姜含挥发油约 2%，主要成分是姜烯、姜辣素、姜酮、柠檬醛。尚含树脂、淀粉，以及多种氨基酸。

2. 药理作用：干姜甲醇或醚提取物有镇静、镇痛、抗炎、止呕及短暂升高血压的作用；干姜提取物能明显增加大鼠肝脏胆汁分泌量，维持长达 3~4h。

【处方用名】　干姜、炮姜、姜炭。

【炮制方法】

1. 炮姜：取净砂子置锅内，用武火炒热后加入干姜片或块，不断翻动，炒至鼓起，表面显棕褐色，内部棕黄色时，取出，筛去砂子，放凉。

2. 取干姜块置热锅内，用武火炒至表面黑色，内部棕褐色时，喷淋清水少许，熄灭火星，取出放凉。

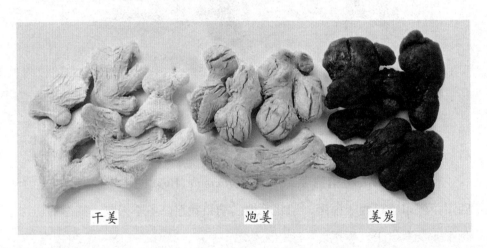

干姜　　　　　炮姜　　　　　姜炭

【质量要求】　干姜呈不规则的厚片或丁块。表面灰棕色或淡黄棕色。切面黄白色，有明显的筋脉小点，显粉性。有特异香气，味辛辣。干姜药材总灰分不得过 6%；干姜片总灰分不得过 5.5%。取本品最粗粉适量，加水 700ml，照挥发油测定法测定，含挥发油不得少于 0.8%(ml/g)。

【炮制作用】　干姜生品具有温中散寒，回阳通脉，燥湿消痰的功能。能守能走，性热而偏燥，故对中焦寒邪偏盛而兼湿者。常用于脘腹冷痛，呕吐泄泻，肢冷脉微，痰饮喘咳。

炮姜偏于温中散寒，温经止血。其辛燥之性较干姜弱，温里之力不如干姜迅猛，但作用缓和持久。且长于温中止痛，止泻和温经止血。可用于中气虚寒的腹痛，腹泻和虚寒性出血。

姜炭其辛味消失，守而不走，长于止血温经。其温经作用弱于炮姜，固涩止血作用强于炮姜，可用于各种虚寒性出血且出血较急，出血量较多者。

【贮存】 装木箱内加盖，防潮。

［枳　实］

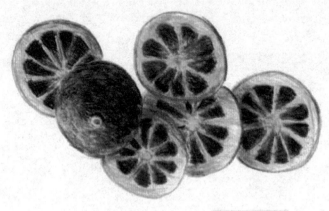

Citrus aurantium

【来源】　为芸香科植物酸橙 *Citrus aurantium* L. 及其栽培变种或甜橙 *Citrus sinensis* Osbeck 的干燥幼果，主产于四川、江西、福建、江苏等地。5~6 月间采集自落的果实，自中部横切为两半，晒干或低温干燥，较小者直接晒干或低温干燥。用时洗净、闷透，切薄片，干燥。生用或麸炒用。

【药性】　苦、辛、酸，温。归脾、胃、大肠经。

【功效】　破气除痞，化痰消积。

【应用】　用于胃肠积滞，湿热泻痢，胸痹，结胸，气滞胸胁疼痛。此外，本品尚可用治胃扩张、胃下垂、子宫脱垂、脱肛等脏器下垂病症，可单用本品，或配伍补中益气之品黄芪、白术等以增强疗效。

【用法用量】　煎服，3~9g，大量可用至 30g。炒后性较平和。

【使用注意】　孕妇慎用。

【现代研究】

1. 化学成分：酸橙果皮含挥发油、黄酮苷（主要为橙皮苷、新橙皮苷、柚皮苷、野漆树苷及忍冬苷等）、N—甲基酪胺、对羟福林、去甲肾上腺素、色胺诺林等。另外，尚含脂肪、蛋白质、碳水化合物、胡萝卜素、核黄素、钙、磷、铁等。

2. 药理作用：枳实能缓解乙酰胆碱或氯化钡所致的小肠痉挛，可使胃肠收缩节律增加；枳实能使胆囊收缩、奥狄括约肌张力增加；枳实有抑制血栓形成的作用；枳实具有抗溃疡作用；枳实煎剂对已孕、未孕小白鼠离体子宫有抑制作用，对已孕、未孕家兔离体、在位子宫均呈兴奋作用；枳实煎剂或酊剂静脉注射对动物离体心脏有强心作用，枳实注射液静脉注射能增加冠脉、脑、肾血流量，降低脑、肾血管阻力，枳实煎剂及枳壳的乙醇提取液给麻醉犬、兔静脉注射有明显的升高血压作用。

【处方用名】 枳实，炒枳实。

【炮制方法】 取原药材，除去杂质，用清水洗净，润透，切薄片，干燥，筛去碎屑。

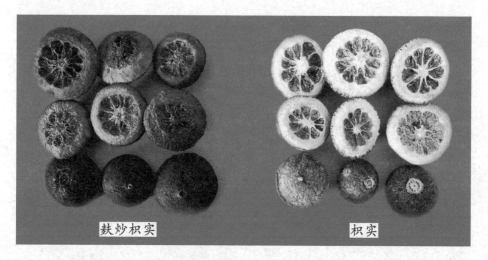

麸炒枳实　　　　　枳实

【质量要求】 枳实呈半圆形薄片，直径约 0.5~2.5cm。外果皮灰绿色、黑绿色或棕绿色，较粗糙，散有众多小油点。切面黄白色或黄褐色，中果皮略隆起，边缘有 1~2 列油室，瓤囊棕褐色；质坚硬；气清香，味苦、微酸。麸炒枳实切面黄色，略有焦斑，质脆易折断，气焦香，味较弱。

枳实水分不得过 15.0%，总灰分不得过 7.0%，70%乙醇浸出物不得少于 12.0%。含辛弗林不得少于 0.30%。麸炒枳实水分不得过 12.0%，总灰分不得过 7.0%，含辛弗林不得少于 0.30%。

【炮制作用】 枳实性较峻烈，具有破气消积、化痰消痞的功能。以破气化痰为主，但破气作用强烈，有损伤正气之虑，适宜气壮邪实者。用于胸痹、痰饮；近年亦用于胃下垂。

麸炒枳实可缓和其峻烈之性，以免损伤正气，以散结消痞力胜。用于食积胃脘痞满，积滞便秘，湿热泻痢。

【贮存】 贮存于干燥容器内，密闭，置阴凉干燥处。防蛀。

［枳　壳］

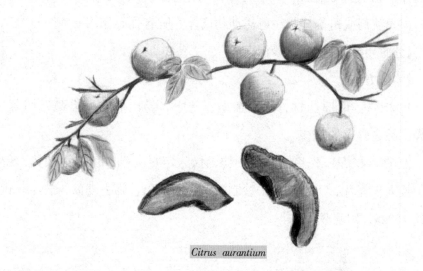

Citrus aurantium

【来源】　为芸香科植物酸橙 *Citrus aurantium* L. 及其栽培变种的干燥成熟果实。七月果皮尚绿时采收，自中部横切为两半，晒干或低温干燥。

【药性】　苦、辛、酸，温。归脾、胃、大肠经。

【功效】　理气宽中，行滞消胀。

【应用】　用于胸胁气滞，胀满疼痛，食积不化，痰饮内停，胃下垂，脱肛，子宫脱垂。

【用法用量】　煎服，3~9g；或入丸、散。外用：适量，煎水洗或炒热熨。

【使用注意】　脾胃虚弱及孕妇慎服。

【现代研究】

1. 化学成分：酸橙果皮含挥发油、黄酮苷（主要为橙皮苷、新橙皮苷、柚皮苷、野漆树苷及忍冬苷等）、N-甲基酪胺、对羟福林、去甲肾上腺素、色胺诺林等。另外，尚含脂肪、蛋白质、碳水化合物、胡萝卜素、核黄素、钙、磷、铁等。

2. 枳壳有抑制血栓形成、抗溃疡作用；枳壳煎剂对已孕、未孕小白鼠离体子宫有抑制作用，对已孕、未孕家兔离体、在位子宫均呈兴奋作用；枳壳煎剂或酊剂静脉注射对动物离体心脏有强心作用。

【处方用名】 枳壳、炒枳壳。

【炮制方法】

1. 枳壳：取原药材，除去杂质，洗净，捞出润透，去瓤，切薄片，干燥，筛去碎落的瓤核。

2. 麸炒枳壳：先将锅烧热，均匀撒入定量麦麸，用中火加热，待烟起，投入枳壳片，不断翻动，炒制淡黄色时取出，筛去麦麸，放凉。枳壳片每100kg，用麦麸10kg。

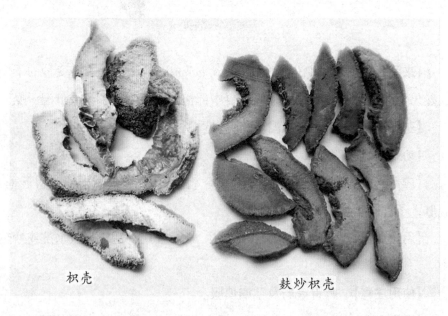

枳壳　　　　　　　　　　麸炒枳壳

【质量要求】 枳壳为弧形或不规则的薄片，表面黄白色，边缘有1~2列油室，内侧具瓤囊脱落后的凹窝；周边绿褐色或棕褐色，粗糙；质坚易折断；气清香，味苦而微酸。麸炒枳壳表面淡黄色，偶有焦斑，气香，味较弱。

枳壳水分不得过 12.0%，枳壳、麸炒枳壳总灰分不得过 7.0%，含柚皮苷不得少于 4.0%，新橙皮苷不得少于 3.0%。

【炮制作用】 枳壳味苦、辛、酸，性微温。归脾、胃经。具有理气宽中、消滞除胀的功能。枳壳辛燥，作用较强，偏于行气宽中除胀。用于气实壅满所致之脘腹胀痛或胁肋胀痛，瘀滞疼痛；子宫下垂，脱肛，胃下垂。

【贮存】 贮于干燥容器内，密闭，置阴凉干燥处。防蛀。

［香　附］

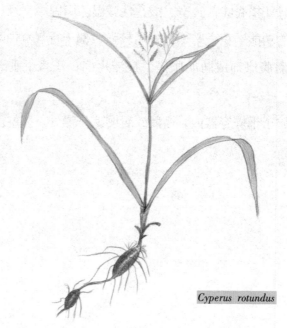

Cyperus rotundus

【来源】　本品为莎草科植物莎草 *Cyperus rotundus* L. 的干燥根茎。秋季采挖，燎去毛须，置沸水中略煮或蒸透后晒干，或燎后直接晒干。

【药性】　辛、微苦、微甘，平。归肝、脾、三焦经。

【功效】　行气解郁，调经止痛。

【应用】　用于肝郁气滞，胸、胁、脘腹胀痛，消化不良，胸脘痞闷，寒疝腹痛，乳房胀痛，月经不调，经闭痛经。

【用法用量】　内服：煎汤，7.5~15g；或入丸，散。外用：研末撒、调敷或作饼热熨。

【使用注意】　凡气虚无滞、阴虚血热者忌服。

【现代研究】

1. 化学成分：含葡萄糖 8.3%~9.1%、果糖 1.0%~1.7%，淀粉 40%~

41.1%、挥发油 0.65%~1.4%。挥发油中含：β-蒎烯、莰烯、1，8-桉叶素、柠檬烯、对-聚伞花素、香附子烯、芹子三烯、β-芹子烯、α-香附酮、β-香附酮、绿叶萜烯酮、α-及β-莎草醇、香附醇、异香附醇、环氧莎草萜、香附醇酮、莎草萜酮、考布松及异考布松。

2. **药理作用**：香附所含的油有微弱的雌激素作用，能明显提高小鼠痛阈。块根有抗菌作用，其提取物对某些真菌有抑制作用。

【处方用名】 香附、炙香附、醋香附、四制香附、酒香附、香附炭

【炮制方法】

1. **醋香附**：取净香附粒块或片，加入定量米醋拌匀，稍闷润，待醋被吸尽后，置炒制容器内，用文火加热，炒干，取出，晾凉，筛去碎屑。香附每 100kg，用米醋 20kg。

2. **四制香附**：取净香附粒块或片，加入定量的生姜汁、米醋、黄酒、盐水拌匀，稍闷润，待汁液被吸尽后，置炒制容器内，用文火加热，炒干，取出，晾凉，筛去碎屑。香附粒块或片每 100kg，用生姜 5kg（取汁），米醋、黄酒各 10kg，食盐 2kg（清水溶化）。

3. **酒香附**：取净香附粒块或片，加入定量黄酒拌匀，稍闷润，待酒被吸尽后，置炒制容器内，用文火加热，炒干，取出，晾凉，筛去碎屑、香附粒块或片每 100kg，用黄酒 20kg。

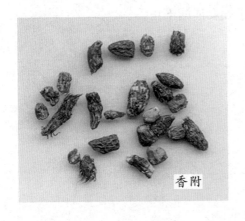

香附

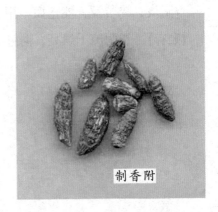

制香附

4. 香附炭：取净香附，大小分开，置炒制容器内，用中火加热，炒至表面焦黑色，内部焦褐色，喷淋清水少许，灭尽火星，取出晾干，凉透。

【质量要求】 香附为不规则碎粒块或薄片，周边棕褐色或棕黄色；片面黄白色而显粉性，内皮层环纹明显；质硬；气香，味微苦。醋香附表面棕褐色或红棕色，微有焦斑，角质样，略有醋气味。四制香附表面深棕褐色，内部呈黄褐色，具有清香气。酒香附表面红紫色，略具酒气。香附炭表面焦黑色，内部焦褐色，质脆，易碎，气焦香，味苦涩。

香附水分不得过 13.0%，总灰分不得过 4.0%，稀醇浸出物不得少于15.0%，含挥发油不得少于 1.0%（ml/g）。香附饮片醇浸出物不得少于11.5%。醋制香附醇浸出物不得少于13.0%，含挥发油不得少于 0.8%（ml/g）。

【炮制作用】 香附生品能上行胸膈，外达肌肤，故多入解表剂，以理气解郁为主。用于风寒感冒，胸膈痞闷，胁肋疼痛等。

醋炙后，能专入肝经，增强疏肝止痛作用，并能消积化滞。用于伤食腹痛，血中气滞，寒凝气滞，胃脘疼痛等；酒炙后，能通经脉，散结滞，多用于疝疝胀痛，小肠气，及瘰疬流注肿块等证。

四制香附，以行气解郁，调经散结为主。多用于胁痛，痛经，月经不调，妊娠伤寒，恶寒发热，中虚气滞的胃痛等证。

香附炭，味苦涩，能止血，用于妇女崩漏不止等。

【贮存】 置阴凉干燥处，防蛀。

［山楂］

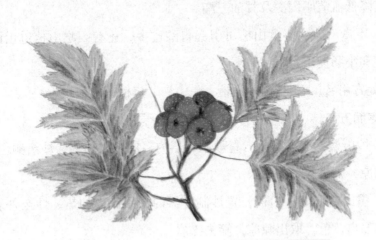

Crataegus pinnatifida

【来源】　本品为蔷薇科植物山里红 *Crataegus pinnatifida* Bge.var.major N.E.Br.或山楂 *Crataegus pinnatifida* Bge.的干燥成熟果实。秋季果实成熟时采收，切片，干燥。

【药性】　酸、甘，微温。归脾、胃、肝经。

【功效】　消食化积，行气散瘀。

【应用】　主要用于饮食积滞，泻痢腹痛，疝气痛，瘀阻胸腹痛，痛经。现代单用本品制剂治疗冠心病，高血压病，高脂血症，细菌性痢疾等，均有较好疗效。

【用法用量】　煎服，10~15g，大剂量 30g。生山楂、炒山楂多用于消食散瘀，焦山楂、山楂炭多用于止泻痢。

【使用注意】　脾胃虚弱而无积滞者或胃酸分泌过多者均慎用。

【现代研究】

1. 化学成分：山楂含黄酮类、三萜皂苷类，皂苷鞣质、游离酸、脂肪酸、维生素 C、无机盐、红色素等。

2. 药理作用：所含脂肪酸能促进脂肪消化，并增加胃消化酶的分泌而促进消化，且对胃肠功能有一定调整作用。又降血脂，抗动脉粥样硬化，其降低血清胆固醇及甘油三酯。

3. 不良反应：多食山楂可引起胃酸过多，还有因吃山楂过量而造成胃石症和小肠梗阻的报道。

【处方用名】 山楂、炒山楂、焦山楂、焦楂、山楂炭。

【炮制方法】

1. 炒山楂：取净山楂，置炒制容器内，用中火加热，炒至颜色加深，取出晾凉，筛去碎屑。

2. 焦山楂：取净山楂，置炒制容器内，用武火加热，炒至外表焦褐色，内部焦黄色，取出晾凉，筛去碎屑。

3. 山楂炭：取净山楂，置炒制容器内，用武火加热，炒至表面焦黑色，内部焦褐色，取出晾凉，筛去碎屑。

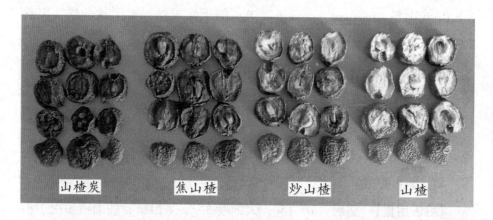

山楂炭　　　　焦山楂　　　　炒山楂　　　　山楂

【质量要求】 本品呈圆片状，皱缩不平。外皮红色，断面黄白色中间有浅黄色果核，多脱落。气微清香，微酸微甜。

【炮制作用】 生品长于活血化瘀，多用于血瘀经闭，产后瘀阻。如治疗妇女气滞血瘀的通瘀煎（《景岳全书》）。

炒山楂降低酸性，缓和对胃的刺激性，长于消食化积。用于脾虚食滞，食欲不振，神倦乏力。如治脾虚食滞的小保和丸（《中药临床生用与制用》）。

焦山楂酸味更减，还增加了苦味，长于消食止泻。用于食积不化，脾虚泻痢，如保和丸（《中华人民共和国药典》）。

山楂炭其性收涩，具有止血，止泻的功能，可用于胃肠出血，或脾虚腹泻兼食滞者。如治血痢的银楂姜桂大黄汤（《温热经解》）。

【贮存】 装箱内，闭盖，防潮。

［麦　芽］

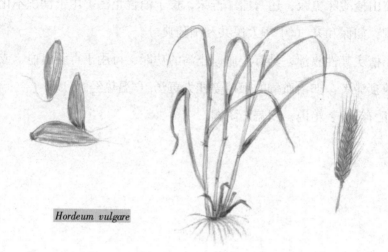

Hordeum vulgare

【来源】　麦芽为禾本科植物大麦 *Hordeum vulgare* L. 的成熟果实经发芽干燥而得。全国各地均可生产。将大麦洗净，浸泡 4~6h 后，捞出，保持适宜温、湿度，持麦芽长至约 0.5cm 时，晒干或低温干燥。生用、炒黄或炒焦用。

【药性】　甘，平。归脾、胃、肝经。

【功效】　行气消食，健脾开胃，退乳消胀。

【应用】　用于食积不消，脘腹胀痛，脾虚食少，乳汁郁积，乳房胀痛，妇女断乳，肝郁胁痛，肝胃气痛。

【用法用量】　煎汤，10~15g 回乳炒用 60g。大剂量 30~120g；或入丸、散。

【使用注意】　哺乳期妇女不宜使用。

【现代研究】

1. 化学作用：麦芽主要含 α-及 β-淀粉酶，催化酶，过氧化异构酶等。另含大麦芽碱，大麦芽胍碱，腺嘌呤，胆碱，蛋白质，氨基酸，维生素 B、D、E，细胞色素 C 等。

2. 药理作用：本品含消化酶及维生素 B，有助消化作用。其所含淀粉酶不耐高温，将麦芽炒黄、炒焦或制成煎剂，其效力均明显降低，因此麦芽宜生用或微炒冲服。人体实验表明：麦芽煎剂有轻度促进胃酸（总酸与游离酸）和胃蛋白酶的分泌。麦芽细根中含 ρ-羟-β-苯乙基三甲铵盐基，其作用原理与十烃季铵（C10）相似，属一种快速的去极化型肌肉松弛剂，既有去极化作用，又能降低肌肉对乙酰胆碱的敏感性，能降低肌膜及整个肌纤维的正常静止电位，在某些组织上还可表现烟碱样作用。麦芽浸剂口服，麦芽渣水提、醇沉精制品注射均有降血糖作用。

【处方用名】　麦芽、大麦芽、炒麦芽、焦麦芽。

【炮制方法】

1. 麦芽：取新鲜成熟饱满的净大麦用开水浸泡至 6~7 成透，捞出，置能排水容器内，盖好，每日淋水 2~3 次，保持湿润。待叶芽张至 0.5cm 时，取出干燥即得。

2. 炒麦芽：取净麦芽，置预热的炒制容器内，用文火加热，不断翻动，炒至棕黄色，放凉，筛去灰屑。

3. 焦麦芽：取净麦芽，置预热的炒制容器内，用中火加热，炒至焦褐色，放凉，筛去灰屑。

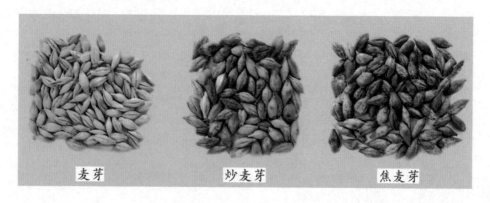

麦芽　　　　　　　炒麦芽　　　　　　焦麦芽

【质量要求】 麦芽呈梭形，长 8~12mm，直径 3~4mm.表面淡黄色，一端有幼芽，淡黄色，皱缩或脱皮，下端有纤细而弯曲的须根数条。质硬，破开有黄白色大米一粒，粉质，气微，味微甘。炒麦芽表面深黄色或棕黄色，偶见焦斑，有香气。

麦芽水分不得过 13.0%，总灰分不得过 5.0%，芽长不得小于 0.5cm，出芽率不得少于 85.0%。炒麦芽水分不得过 12.0%，总灰分不得过 4.0%。

【炮制作用】 麦芽味甘，性平。归脾、胃经。具有消食和胃、疏肝通乳的功能。用于消化不良，乳汁郁积，乳癖。可以与谷芽、山楂、白术、陈皮等同用，治一般消化不良，对米、面积滞或果积有化积开胃的作用，如小儿消食丸（《中药临床应用》）。对食积化热者尤宜生用。

炒麦芽偏温而气香，具有行气、消食、回乳之功。如用于饮食停滞，可与山楂、神曲等同用；治中虚食少，脾胃虚弱，脘腹胀闷，可与人参、白术、茯苓、神曲、砂仁等配伍，如健脾丸（《准绳》）；用于妇女产后无儿食乳、乳房肿胀、坚硬疼痛难忍的回乳四物汤（《疡医大全》）。

焦麦芽性偏温而味甘微涩，增强了消食化滞、止泻的作用。如用于治食积泄泻的三仙散（《经验方》）；治脾虚泄泻，常与白术、党参、炮姜、乌梅炭等同用；另外，还可用于治疗脾胃虚寒，运化无权，大便溏泄。

【贮存】 置通风干燥处，防蛀。

［槟 榔］

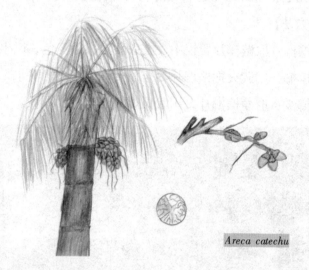

Areca catechu

【来源】 是棕榈科植物槟榔 *Areca catechu* L. 的干燥成熟种子。主产于海南、福建、云南、广西、台湾等地。春末至秋初采收成熟果实，用水煮后干燥，除去果皮，取出种子，晒干。浸透切片或捣碎用。

【药性】 味苦、辛；性温。归胃、大肠经。

【功效】 驱虫、消积、下气、行水、截疟。

【应用】 虫积，食滞，脘腹胀痛，泻痢后重，脚气，水肿，疟疾。

【用法用量】 内服：煎汤，6~15g；单用杀虫，可用 60~120g；或入丸、散。

【使用注意】 脾虚便溏或气虚下陷者忌用；孕妇慎用。

【现代研究】

1. 化学成分：槟榔中主要含槟榔碱，去甲基槟榔碱，去甲基槟榔次碱，槟榔副碱。又含脂肪油 14%，鞣质及槟榔红色素。

2. 药理作用：槟榔能使绦虫虫体引起迟缓性麻痹，触之则虫体伸长而不易断，故能把全虫驱除。槟榔对蛲虫、蛔虫、钩虫、肝吸虫、血吸虫均有麻痹或驱杀作用。槟榔碱有拟胆碱作用，兴奋胆碱受体，促进唾液、汗腺分泌，增加肠蠕动，减慢心率，降低血压，滴眼可使瞳孔缩小。

【处方用名】 槟榔、大白、焦槟榔、槟榔炭。

【炮制方法】

1. 炒槟榔：取槟榔片置锅中，文火炒至微微变色，取出放凉。

2. 焦槟榔：用武火把槟榔片炒至焦黄色时，喷洒清水，取出放凉。

3. 槟榔炭：取净槟榔片，用武火炒成焦黑色，即可。

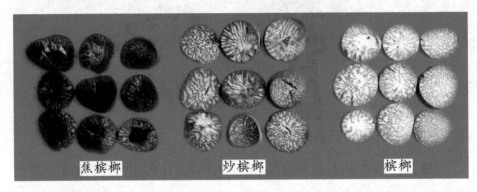

焦槟榔　　　　　炒槟榔　　　　　槟榔

【质量要求】 本品为类圆形薄片，表面可见棕色种皮与白色胚乳相间的大理石样花纹。周边淡黄棕色或红棕色。质坚脆易碎，气微，味涩微苦。槟榔含水分不得过 10.0%。含醚溶性生物碱以槟榔碱（$C_8H_{13}NO_2$）计不得少于 0.30%。

【炮制作用】 生用杀虫，行气利水作用较强。如杀绦虫常与南瓜子配伍应用。驱蛔虫常与使君子、苦楝皮等同用。

炒后缓和药性，以免克伐太过而伤正气，并能减少服后恶心、腹泻、腹痛的副作用。炒槟榔与焦槟榔作用相近，只是焦槟榔的杀虫、行气作用更缓，而偏于消食导滞，常与焦神曲、焦山楂、焦麦芽及牵牛子等配伍应用，治疗食积不化。槟榔炭则全无杀虫、行气利水之功，而偏于收敛止血，多用于血痢。

【贮存】 装木箱内加盖。

［大　蓟］

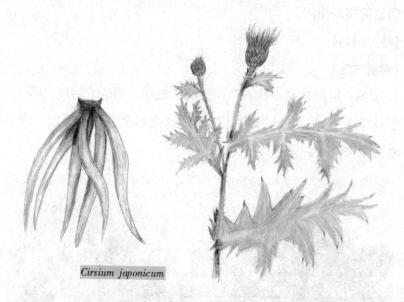

Cirsium japonicum

【来源】　本品为菊科蓟属植物蓟 *Cirsium japonicum* Fisch ex DC.的干燥地上部分。全国大部分地方均产。夏、秋两季开花时采摘地上部分，除去杂质，晒干。

【药性】　甘，苦，凉。归心、肝经。

【功效】　凉血止血，散瘀解毒消痈

【应用】　用于衄血，吐血，尿血，便血，崩漏下血，外伤出血，痈肿疮毒。

【用法用量】　煎服，9~15g，鲜品可用 30~60g；外用适量，捣敷患处。

【使用注意】　脾胃虚寒而无瘀滞者忌服。

【现代研究】

1. 化学成分：主要含柳穿鱼叶苷，蒲公英甾醇乙酸酯和丁香烯等。

2. 药理作用：本品具有止血、降压、抗菌等作用。大蓟水煎剂能显著缩短凝血时间，大蓟全草汁能使凝血时间和凝血酶原时间缩短。酒精浸剂对人型结核杆菌、金黄色葡萄球菌等有抑制作用，水提物对单纯疱疹病毒有明显的抑制作用。

【处方用名】 大蓟、大蓟炭。

【炮制方法】

1. 大蓟：取原药材，拣去杂质，清水洗净，润透，切段，晒干。

2. 大蓟炭：取净大蓟段，置锅内用武火炒至表面焦黑色，内部棕褐色，喷洒少许清水，灭尽火星，取出晒干。

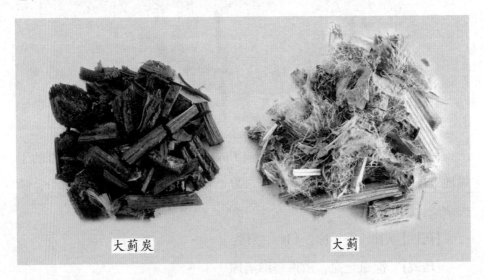

大蓟炭　　　　　　　　　　大蓟

【质量要求】 大蓟为不规则段状。茎短圆柱形，表面绿褐色，有数条纵棱，被丝状毛；切面灰白色，髓部疏松或中空。叶皱缩，多破碎，边缘具不等长的针刺；两面均具灰白色丝状毛。头状花序多破碎。气微，味淡。大蓟炭表面黑褐色。质地疏脆，断面棕黑色。气焦香。

大蓟饮片杂质不得过 2%，水分不得过 13.0%，酸不溶性灰分不得过 3.0%，醇溶性浸出物不得少于 15.0%，柳穿鱼叶苷含量不得少于 0.20%。大蓟炭醇溶性浸出物不得少于 13.0%。

【炮制作用】 大蓟味甘、苦，性凉。归心、肝经。具有凉血止血，祛瘀消肿的功能。生大蓟以凉血消肿力胜，常用于热淋，痈肿疮毒及热邪偏盛的出血证。治心热吐血及衄血、崩中下血，均可用本品捣后绞取汁内服（《圣惠方》）。

大蓟炭凉性减弱，收敛止血作用增强。用于吐血、呕血、咯血、嗽血等出血较急剧者。如十灰散（《十药》）。

【贮存】 置通风干燥处。

［槐　花］

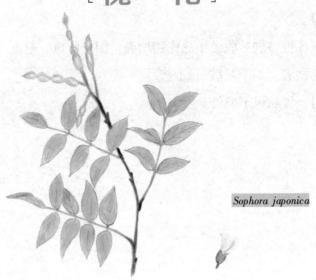

Sophora japonica

【来源】　本品为豆科植物槐花 *Sophora japonica* L.的干燥花及花蕾。夏季花开放或花蕾形成时采收，及时干燥，除去枝、梗及杂质。前者习称"槐花"，后者习称"槐米"。

【药性】　苦，微寒。归肝、大肠经。

【功效】　凉血止血，清肝泻火。

【应用】　用于便血，痔血，血痢，崩漏，吐血，衄血，肝热目赤，头痛眩晕。

【用法用量】　内服：煎汤，5~9g；或入丸、散。外用：煎水熏洗或研末撒。

【使用注意】　脾胃虚寒者慎服。

【现代研究】

1. 化学成分：含芸香苷，花蕾中含量多，开放后含量少。又从干花蕾中得三萜皂苷 0.4%，水解后得白桦脂醇、槐花二醇和葡萄糖、葡萄糖醛酸。另从花蕾中得槐花米甲素（14%）、乙素（1.25%）和丙素（0.35%），甲素是和芸香苷不同的黄酮类，乙素和丙素为甾醇类。又含鞣质，生槐花含 0.66%，槐花炭鞣质含量约为生槐花的 4 倍。

2. 药理作用：槐花中的成分芸香苷及其苷元槲皮素能保持毛细血管正常的抵抗力，减少血管通透性。

【处方用名】 槐花、炒槐花、槐花炭。

【炮制方法】

1. 炒槐花：取净槐花，用文火加热，炒至表面深黄色，取出晾凉。

2. 槐花炭：取净槐花，用中火加热，炒至表面焦褐色，取出晾凉。

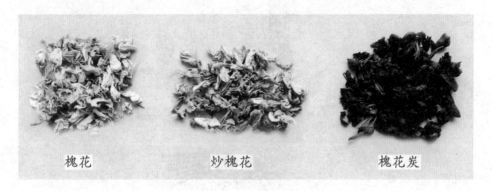

槐花　　　　　　　　炒槐花　　　　　　　　槐花炭

【质量要求】 本品皱缩而卷曲，花瓣多散落，完整者花萼钟状，黄绿色，花瓣黄色或黄白色，体轻。味微苦。

槐花饮片含水分不得过 11.0%，总灰分不得过 14.0%，酸不溶性灰分不得过 8.0%，醇溶性浸出物不得少于 37.0%，含总黄酮不得少于 8.0%。

【炮制作用】 生品槐花以清肝泻火、清热凉血见长。多用于血热妄行、肝热目赤、头痛眩晕、疮毒肿痛、肺热喘咳、痰热蕴肺病人的治疗。

炒槐花其清热凉血作用弱于生品，止血作用逊于槐花炭而强于生品，故多用于脾胃虚弱的出血患者的治疗。

槐花炭清热凉血作用极弱，收涩之性增强，偏重于收敛止血。故多用于咯血、衄血、便血、痔血、崩漏下血等多种出血证的治疗。

【贮存】装箱内加盖。

［棕　榈］

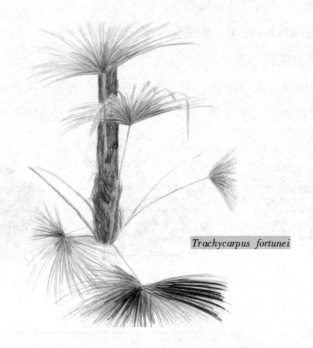

Trachycarpus fortunei

【来源】　为棕榈科植物棕榈 *Trachycarpus fortunei*(Hook. f.)H. Wendl. 的干燥叶柄。我国各地均产，主产于广东、福建、云南等地。全年可采，一般多在 9~10 月间采收。采集时，割取叶柄下延部分及鞘片，除去纤维状棕毛，晒干，以陈久者为佳，煅炭用。

【药性】　苦，涩，平。归肝、肺、大肠经。

【功效】　收敛止血。

【应用】　广泛用于吐血、咯血等各种出血之证，尤多用于崩漏。此外，本品苦涩收敛，也能止泻止带，尚可用于久泻久痢，妇人带下。

【用法用量】　水煎服，3~9g；研末服 1~1.5g。

【使用注意】　出血兼有瘀滞，湿热下痢初起者慎用。

【现代研究】

1. 化学成分：主要含木犀草素–7–O–葡萄糖苷，木犀草素–7–O–芸香糖苷，异黄酮–7–芸香糖苷等；还含原儿茶醛，原儿茶酸等。

2. 药理作用：本品有止血作用。陈棕皮炭、陈棕炭及陈棕的水煎剂灌胃均能缩短小鼠出血、凝血时间。

【处方用名】 棕板、棕榈炭、陈棕炭、棕板炭。

【炮制方法】

1. 棕榈：取原药材，除去杂质，洗净，切段，干燥，筛去灰屑。

2. 棕榈炭

（1）煅炭：取净棕榈段或棕榈块置锅内，覆盖一口径稍小的锅，锅上粘贴白纸一张，两锅接合处用盐泥严封，煅至白纸呈焦黄色，停火，候冷取出。

（2）炒炭：取净棕榈板，切成小块，用武火炒至黑棕色，喷淋少许清水，取出干燥。

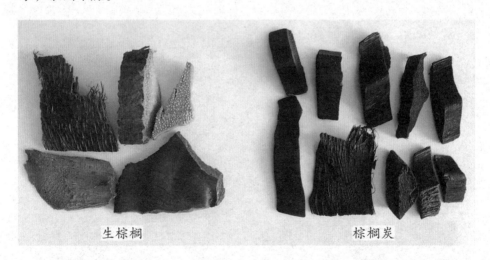

生棕榈　　　　　　　　　　棕榈炭

【质量要求】 棕榈为不规则的块状物，表面红棕色，粗糙，有纵直皱纹，两侧附有多数棕色棕毛，切面纤维状。质坚实，气微，味淡。棕榈炭为黑褐色或黑色的块状物，有光泽。质酥脆，味苦涩。炒棕板炭表面黑棕色，微发亮，内部棕褐色，质较脆。

【炮制作用】 棕榈炭味苦、涩，性平。归肺、肝、大肠经。具有收涩止血的作用。生棕榈不入药，棕榈炭具有止血的作用。用于吐血、咯血、尿血、便血、崩漏下血。如治血崩不止的乌金散和治诸窍出血的黑散子（《奇效》）。

【贮存】 贮干燥容器内，密封，置通风干燥处。

［艾　叶］

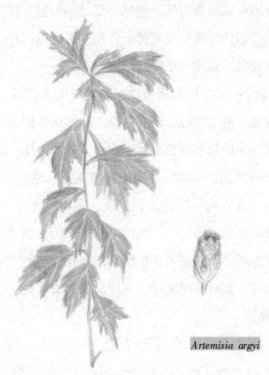

Artemisia argyi

【来源】　本品为菊科植物艾 *Artemisia argyi* Levl.et Vant.的干燥叶。夏季花未开时采摘，除去杂质，晒干。

【药性】　辛、苦、温，有小毒。归肝、脾、肾经。

【功效】　温经止血，散寒止痛；外用祛湿止痒。

【应用】　用于吐血，衄血，崩漏，月经过多，胎漏下血，少腹冷痛，经寒不调，宫冷不孕；外治皮肤瘙痒。醋艾炭温经止血，用于虚寒性出血。

【用法用量】　生用或炒用。煎服，3~10g；外用适量。

【使用注意】　本品药性温燥，阴虚血热者慎用。有小毒，不可过量服用。

【现代研究】

1. 化学成分：主要含挥发油、三萜类成分、黄酮类成分。

2. 药理作用：本品具有止血、镇痛、抗炎等作用。生艾叶水提物灌胃能缩短小鼠出血和凝血时间，增加小鼠血小板数。醋艾叶炭水提物灌胃对醋酸所致小鼠扭体疼痛反应有抑制作用，并能提高小鼠热板痛阈值。另外，还具有抗过敏、镇咳、平喘等作用。

3. 不良反应：艾叶挥发油对皮肤有轻度刺激作用，可引起发热、潮红等。其挥发油对中枢神经系统有兴奋、致惊厥作用。口服过量对胃肠道有刺激。中毒后先出现咽喉部干燥、胃肠不适、疼痛、恶心、呕吐等刺激症状，继而全身无力、头晕、耳鸣、四肢震颤，随后局部乃至全身痉挛、肌肉弛缓，多次发作后导致谵妄、惊厥、瘫痪。数日后出现肝大、黄疸、胆红素尿、尿胆原增多等现象。慢性中毒表现为感觉过敏、共济失调、神经炎、癫痫样惊厥等。孕妇可发生子宫出血及流产。

【处方用名】 艾叶、醋艾叶、艾叶炭、醋艾叶炭。

【炮制方法】

1. 艾叶：除去杂质及梗，筛去灰屑。

2. 醋艾炭：取净艾叶，置锅内，用武火加热，炒至表面焦黑色，喷醋，炒干，取出凉透。每 100kg 艾叶，用醋 15kg。成品为焦黑色不规则的碎片，可见细条状叶柄，具醋香气。

3. 艾叶炭：取净艾叶，置炒制容器内，用中火加热，炒至表面焦黑色，喷淋清水少许，灭尽火星，炒至微干，取出，及时摊晾，凉透。

4. 醋艾炭：取净艾叶，置炒制容器内，用中火加热，炒至表面焦黑色，喷入定量米醋，灭尽火星，炒至微干，取出，及时摊晾，凉透。每 100kg 艾叶，用米醋 15kg。

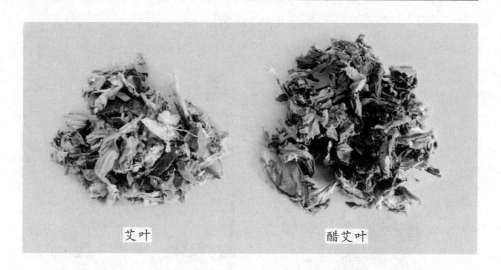

艾叶　　　　　　　　　　　醋艾叶

【质量要求】 本品多皱缩、破碎。完整叶片呈卵状椭圆形，羽状深裂，裂片椭圆状披针形，边缘有不规则的粗锯齿，上表面灰绿色或深黄绿色，有稀疏的柔毛及白色腺点；下表面密生灰白色绒毛，质柔软。气清香，味苦。

艾叶饮片水分不得过 15%，总灰分不得过 12%，酸不溶性灰分不得过 3.0%，桉油精不得少于 0.050%。

【炮制作用】 艾叶性味辛、苦，温；有小毒。归肝、肾经。具有散寒止痛，温经止血的功能。生品长于散寒止痛，除湿止痒，适于寒湿之证。但对胃有刺激性，故多外用，或捣绒做成艾卷或艾柱。

醋炙后温而不燥，并能缓和对胃的刺激性，增强逐寒止痛作用。多用于虚寒之证。

醋艾叶炭，温经止血力强。用于虚寒性出血证。炒炭后，辛散之性大减，缓和对胃的刺激性，增强温经止血作用。多用于虚寒性出血证。如治虚寒之崩漏、月经过多，妊娠胎动不安、胎漏下血，可与干姜、阿胶、芍药、当归、干地黄等配伍。

【贮存】 密闭，置阴凉干燥处。

［川 芎］

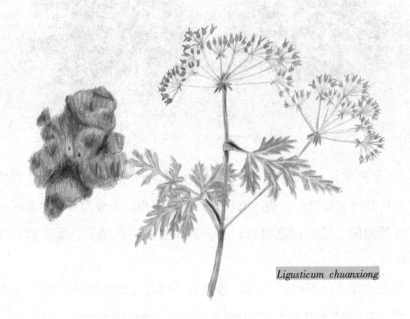

Ligusticum chuanxiong

【来源】　本品为伞形科植物川芎 *Ligusticum chuanxiong* Hort.的干燥根茎。夏季当茎上的节盘显著突出，并略带紫色时采挖，除去泥沙，晒后炕干，再去须根。

【药性】　辛，温。归肝、胆、心包经。

【功效】　活血行气，祛风止痛。

【应用】　用于月经不调，经闭痛经，癥瘕腹痛，胸胁刺痛，跌打肿痛，头痛，风湿痹痛。

【用法用量】　内服：煎汤，5~10g；或入丸、散。外用：研末撒或调敷。

【使用注意】　阴虚火旺，上盛下虚及气弱之人忌服。

【现代研究】

1. 化学成分：川芎含川芎嗪，黑麦草碱，藁本内酯，川芎萘呋内酯，

3-亚丁基苯酞，3-亚丁基-7-羟基苯酞，丁基苯酞，3-正丁基-3，6，7-三羟基-4，5，6，7-四氢苯酞，新川芎内酯，洋川芎内酯，香草酸，咖啡酸，原儿茶酸，阿魏酸，大黄酚，瑟丹酮酸，川芎酚，棕榈酸，香草醛，1-酰-β-咔啉，匙叶桉油烯醇，β-谷甾醇，亚油酸，二亚油酸，棕榈酸，甘油酯。

2. 药理作用：川芎水提物和生物碱具有扩张冠脉、增加冠脉血流量、改善心肌缺氧状态的作用。

【处方用名】 川芎、芎劳、酒川芎。

【炮制方法】 酒川芎：取川芎片，加入定量黄酒拌匀，稍闷润，待酒被吸尽后，置炒制容器内，用文火加热，炒至棕黄色时，取出晾凉。筛去碎屑。川芎片每 100kg，用黄酒 10kg。

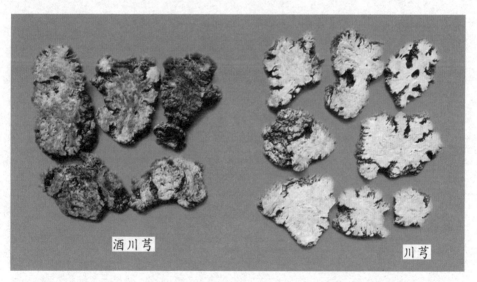

【质量要求】 川芎为不规则的薄片，表面黄白色或灰黄色，片面可见波状环纹或不规则多角形的纹理，散有黄棕色的小油点（油室），切面光滑，周边粗糙不整齐。质坚韧。具特异香气，味苦辛，稍有麻舌感，微甜。酒川芎色泽加深，偶见焦斑，质坚脆，略有酒气。

川芎水分不得过 12.0%，总灰分不得过 6.0%，酸不溶性灰分不得过

2.0%，乙醇浸出物不得少于 12.0%，按干燥品计算，含阿魏酸不得少于 0.10%。

【炮制作用】 川芎临床多生用，其气厚味薄，辛香走窜力强，活血行气，祛风止痛力强。用于血瘀气滞的月经不调，痛经，闭经，产后瘀滞腹痛，头风头痛，风湿痹痛等证。

经酒制后，能引药上行，增加活血、行气、止痛作用。多用于血瘀头痛，胸胁疼痛，月经不调，风寒湿痹等证。

【贮存】 置阴凉干燥处，防蛀。

［延胡索］

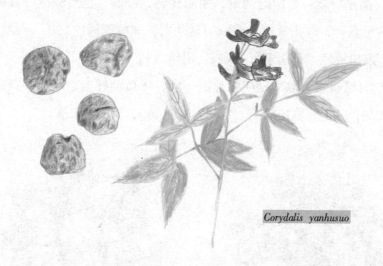

Corydalis yanhusuo

【来源】 本品为罂粟科植物延胡索 *Corydalis yanhusuo* W. T. Wang 的干燥块茎。夏初茎叶枯萎时采挖，除去须根，洗净，置沸水中煮至恰无白心时，取出，晒干。

【药性】 辛、苦，温。归肝、脾经。

【功效】 活血，行气，止痛。

【应用】 用于胸胁、脘腹疼痛，经闭痛经，产后瘀阻，跌打肿痛。

【用法用量】 3~9g；研末吞服，一次 1.5~3g。

【使用注意】 孕妇慎用。血热气虚及孕妇忌服。

【现代研究】

1. 化学成分：从延胡索的块茎中共提出生物碱 10 余种，其中经鉴定的有紫堇碱、dl-四氢掌叶防己碱、原阿片碱、L-四氢黄连碱、dl-四氢黄连碱、L-四氢非洲防己碱、紫堇鳞茎碱、β-高白屈菜碱、黄连碱、去氢紫堇碱，还有紫堇达明碱、去氢紫堇达明碱。

2. 药理作用：延胡索对多种类型胃溃疡均有抑制作用。

【处方用名】 延胡索、醋延胡索、酒延胡索。

【炮制方法】

1. 醋延胡索：取净延胡索，用醋拌匀，浸润，至醋吸尽，置锅内用文火炒至微干，取出放凉，或取净延胡索，加醋置锅内共煮，至醋吸净，烘干，取出放凉。延胡索每 100kg，用醋 20kg。

2. 酒延胡索：取净延胡索片或碎块，加黄酒拌匀，闷透，置锅内用文火加热，炒干，取出放凉。延胡索每 100kg，黄酒 20kg。

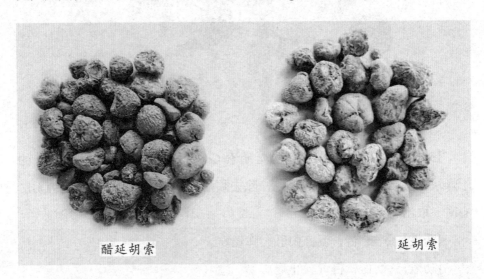

醋延胡索　　　　　　　　　　　　　延胡索

【质量要求】 延胡索为圆形厚片，或不规则的碎颗粒，周边呈黄色或黄褐色，有不规则网状皱纹，片面黄色，角质样，具蜡样光泽；质硬而脆；气微，味苦。醋延胡索片表面深黄色或黄褐色，光泽不明显，味苦，略有醋气。

延胡索水分不得过 15.0%。总灰分不得过 4.0%。醇溶性浸出物不得少于 13.0%。本品按干燥品计算，含延胡索乙素不得少于 0.050%；醋延胡索含延胡索乙素不得少于 0.040%。

【炮制作用】 延胡索生品，止痛有效成分不易煎出，效果欠佳，故临床多用醋制品。

经醋制后，增强行气止痛作用。广泛用于身体各部位的多种疼痛证候。如用于肝郁气滞，胁肋疼痛；胃气阻滞，脘腹疼痛；瘀血阻滞，经闭腹痛；气滞血郁，心腹冷痛等。

延胡索酒制后，可增强活血、行气、止痛的作用。

【贮存】　置干燥处，防蛀。

［郁　金］

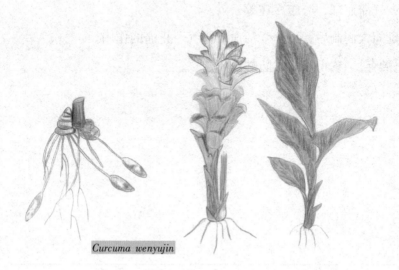

Curcuma wenyujin

【来源】　本品为姜科植物温郁金 *Curcuma wenyujin* Y. H. Chen et C. Ling、姜黄 *Curcuma longa* L.、广西莪术 *Curcuma kwangsiensis* S. G. Lee et C. F. Liang 或蓬莪术 *Curcuma phaeocaulis* Val. 的干燥块根。前两者分别习称"温郁金"和"黄丝郁金"，其余按性状不同习称"桂郁金"或"绿丝郁金"。冬季茎叶枯萎后采挖，除去泥沙及细根，蒸或煮至透心，干燥。

【药性】　辛、苦，寒。归肝、心、肺经。

【功效】　行气化瘀，清心解郁，利胆退黄。

【应用】　用于经闭痛经，胸腹胀痛、刺痛，热病神昏，癫痫发狂，黄疸尿赤。

【用法用量】　内服：煎汤，7.5~15g；磨汁或入丸、散。

【使用注意】　阴虚失血及无气滞血瘀者忌服，孕妇慎服。

【现代研究】

1. 化学成分：郁金块根含挥发油 6.1%，其中莰烯 0.8%，樟脑 2.5%，倍半萜烯 65.5%，主为姜黄烯，倍半萜烯醇 22%等。还含姜黄素 0.3%、脱甲氧基姜黄素、双脱甲氧基姜黄素、姜黄酮和芳基姜黄酮。另含淀粉 30%~40%，脂肪油 3%，橡胶，黄色染料，葛缕酮及水芹烯。其有效成分是对-甲苯基-甲基羟甲基姜黄素。

2. 药理作用：腹腔注射或皮下注射 8g/kg 姜黄水煎液，可全部终止家兔早期和中期妊娠，使晚期妊娠家兔全部流产。姜黄水煎剂和盐酸浸剂对动物离体和在体子宫都有明显的收缩作用，且作用时间相当持久，发生阵发性收缩相当规律。郁金挥发油能调节中毒性肝炎小鼠的体液免疫，具有免疫抑制剂的作用。

【处方用名】 郁金、醋郁金。

【炮制方法】 醋郁金：取郁金片，加入定量米醋拌匀，稍闷润，待醋被吸尽后，置炒制容器内，用文火加热，炒干，取出，晾凉，筛去碎屑。郁金片每 100kg，用米醋 10kg。

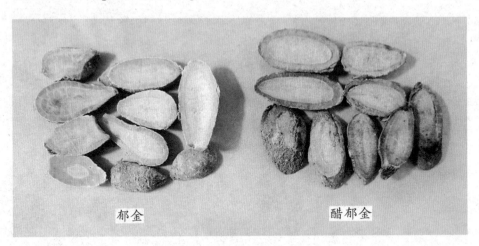

郁金　　　　　　　　　　醋郁金

【质量要求】 郁金为不规则的薄片，周边灰褐色或灰棕色；或棕灰色或灰黄白色，具不规则的纵皱纹，纵纹隆起处色较浅，表面灰棕色或灰白色或灰绿棕色，角质样，内皮层环明显，质坚实，气微，味淡。醋郁金较生品色泽加深，略有醋气。

郁金水分不得过 15.0%，总灰分不得过 9.0%

【炮制作用】 郁金，临床中生用居多，凡气血凝滞引起的胸胁、脘腹胀闷作痛，痛经，以及吐血、衄血、尿血、妇女倒经等，属血热瘀滞者，均可选用。

经醋制后，味微辛、酸，性微寒。能引药入血分，增强疏肝止痛的作用，用于郁血心痛，肝郁气滞痛经，经前腹痛等。

【贮存】 置干燥处，防蛀。

［丹　参］

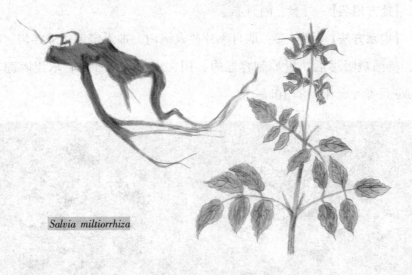

Salvia miltiorrhiza

【来源】　本品为唇形科植物丹参 *Salvia miltiorrhiza* Bge. 的干燥根及根茎。春、秋两季采挖，除去泥沙，干燥。

【药性】　苦，微寒。归心、肝经。

【功效】　祛瘀止痛，活血通经，清心除烦。

【应用】　用于月经不调，经闭痛经，癥瘕积聚，胸腹刺痛，热痹疼痛，疮疡肿痛，心烦不眠；肝脾肿大，心绞痛。

【用法用量】　内服：煎汤，7.5~15g；或入丸、散。外用：熬膏涂，或煎水熏洗。

【使用注意】　不宜与藜芦同用。无瘀血者慎服。

【现代研究】

1. 化学成分：含丹参酮Ⅰ、ⅡA、ⅡB、异丹参酮Ⅰ、ⅡA、隐丹参酮、异隐丹参酮、甲基丹参酮、羟基丹参酮等。

2. 药理作用：丹参能扩张冠脉，增加冠脉血流量，改善心肌缺血，促进心肌缺血或损伤的恢复，缩小心肌梗死范围。具有抗炎、抗过敏的作用。对金黄色葡萄球菌、多种杆菌、某些藓菌以及钩端螺旋体等有不同程度的抑制作用。

【处方用名】　丹参、酒丹参。

【炮制方法】　酒丹参：取丹参片放入锅内，加入定量黄酒拌匀，稍闷润，待酒被吸尽后，置炒制容器内，用文火加热，炒干，取出晾凉。每100kg 丹参片，用黄酒 10kg。

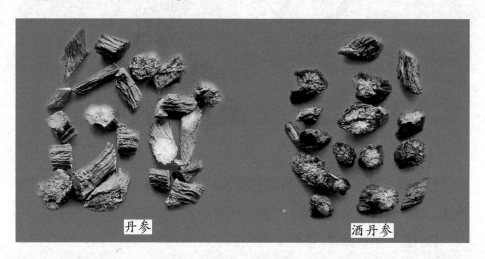

丹参　　　　　　　　　　　　酒丹参

【质量要求】　本品呈类圆形或椭圆形的厚片，外表皮棕红色或暗棕红色，粗糙，具纵皱纹。切面有裂隙或略平整而致密，有的呈角质样，皮部棕红色，木部灰黄色或紫褐色，有黄白色放射状纹理。气微，味微苦涩。

丹参饮片水分不得过 13%，总灰分不得过 10%，酸不溶性灰分不得过 2.0%，醇溶性浸出物不得少于 11.0%，水溶性浸出物不得少于 35%。

【炮制作用】　丹参生品具祛瘀止痛、清心除烦、通血脉的功能，善调妇女经脉不匀，因其性偏寒凉，故多用于血热瘀滞所致的疮痈。

酒丹参寒凉之性缓和，活血祛瘀、调经止痛之功增强。多用于月经不调，血滞经闭，恶露不下，心胸疼痛，风湿痹痛。

【贮存】　置干燥处。

［桃 仁］

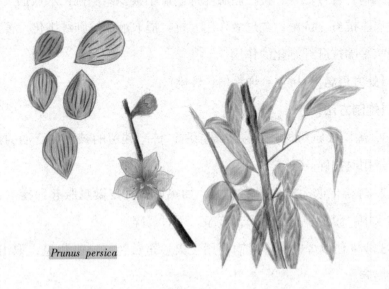

Prunus persica

【来源】 本品为蔷薇科植物桃 *Prunus persica*(L.)Batsch 或山桃 *Prunus davidiana*(Carr.)Franch. 的干燥成熟种子。主产于北京、山东、陕西、河南、辽宁。果实成熟后采收，除去果肉和核壳，取出种子，晒干。生用，或照焯法去皮用，炒黄用，用时捣碎。

【药性】 苦、甘，平。归心、肝、大肠经。

【功效】 活血祛瘀，润肠通便，止咳平喘。

【应用】 用于瘀血阻滞之闭经痛经，产后腹痛，癥瘕痞块，跌打损伤，肺痈，肠痈，肠燥便秘，咳嗽气喘。

【用法用量】 煎服，5~10g。

【使用注意】 孕妇及便溏者慎用。

【现代研究】

1. 化学成分：桃仁主要有中性脂、糖脂质、磷脂等脂类，苦杏仁苷、野樱苷等苷类，葡糖糖、蔗糖等糖类，蛋白质、氨基酸、苦杏仁酶、尿黄素等。

2. 药理作用：桃仁提取液能明显增加脑血流量，降低血管阻力。桃仁水提物、苦杏仁苷、桃仁脂肪能抑制血小板积聚。桃仁水煎剂及提取物有镇痛、抗炎、抗菌、抗过敏作用。桃仁提取液能抗肺纤维化。苦杏仁苷有镇咳平喘抗肝纤维化的作用。

【处方用名】 桃仁、焯桃仁、炒桃仁。

【炮制方法】

1. 桃仁取原药材，筛去皮屑杂质，拣净残留的核壳及泛油的黑褐色种子。用时捣碎。

2. 焯桃仁取净桃仁置沸水中，加热烫至种皮微膨胀起即捞出，浸泡在凉水中，脱去种皮，晒干，簸净。用时捣碎。

3. 炒桃仁取焯桃仁，置锅内用文火炒至黄色，略带焦斑，取出放凉。用时捣碎。

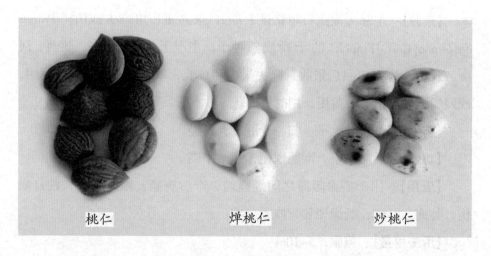

桃仁　　　　　　　焯桃仁　　　　　　　炒桃仁

【质量要求】 桃仁呈长卵形，表面黄棕色至红棕色，密布颗粒状突起。一端尖，中部膨大，另端钝圆稍偏斜，边缘较薄。尖端一侧有短线形种脐，圆端有颜色略深不甚明显的合点，自合点处散出多数纵向维管束。

气微，味微苦。燀桃仁无种皮或分离成单瓣，表面呈淡黄白色，有细纵纹。炒桃仁表面微黄色，偶带焦斑，有香气。桃仁饮片酸值不得过 10.0，羰基值不得过 11.0，苦杏仁苷不得少于 2.0%。燀桃仁苦杏仁苷不得少于 1.50%。炒桃仁苦杏仁苷不得少于 1.60%。

【炮制作用】 桃仁微苦、甘，性平。归心、肝、大肠经。具有活血祛瘀，润肠通便的功能。生用行血祛瘀力强，多用于血瘀经闭，产后瘀滞腹痛，跌打损伤。如治妇女经闭不通，产后瘀血的核桃承气汤（《伤寒论》）；治跌打损伤，腹中瘀血刺痛的桃红四物汤（《金鉴》）。

燀桃仁易去皮，可除去非药用部位，使有效成分易于煎出，提高药效。

炒桃仁偏于润燥和血，多用于肠燥便秘，心腹胀满等。如治疗年老体衰，或久病血虚津亏，或产后失血过多而治肠燥便秘的润燥丸（《张氏医通》）。

【贮存】 置阴凉干燥处，防蛀。

［益母草］

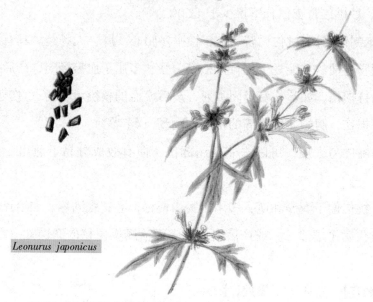

Leonurus japonicus

【来源】 本品为唇形科植物益母草 *Leonurus japonicus* Houtt. 的新鲜或干燥地上部分。鲜品春季幼苗期至初夏花前期采割；干品夏季茎叶茂盛、花未开或初开时采割，晒干，或切段晒干。

【药性】 苦、辛，微寒。归肝、心包经。

【功效】 活血调经，利尿消肿。

【应用】 用于月经不调，痛经，经闭，恶露不尽，水肿尿少，急性肾炎水肿。

【用法用量】 内服：煎汤，15~30g；熬膏或入丸、散。外用：煎水洗或捣敷。

【使用注意】 孕妇禁用。阴虚血少者忌服。

【现代研究】

1. 化学成分：细叶益母草含益母草碱、水苏碱、益母草定、益母草宁等多种生物碱、苯甲酸、多量氯化钾、月桂酸、亚麻酸、油酸、甾醇、维生素 A、芸香苷等黄酮类。又含精氨酸、4-胍基-1-丁醇、4-胍基-丁酸、水苏糖。

2. **药理作用**：益母草煎剂、酒精浸膏及所含益母草碱等对兔、猫、犬、豚鼠等多种动物的子宫均呈兴奋作用。益母草可促进由异丙肾上腺素造成的局部血流微循环障碍的极速恢复。益母草有直接兴奋作用，麻醉猫静脉注射益母草碱后，呼吸频率及振幅均呈显著增加。益母草具有治疗犬肾功能衰竭的作用

【处方用名】　益母草、酒益母草。

【炮制方法】

1. 干益母草：取原药材，除去杂质，切去残根，迅速洗净，略润，切段，干燥。

2. 酒益母草：取益母草段，喷洒定量黄酒拌匀，稍闷润，待酒被吸尽后，置炒制容器内，用文火加热，炒干，取出晾凉。益母草段每 100kg，用黄酒 15kg。

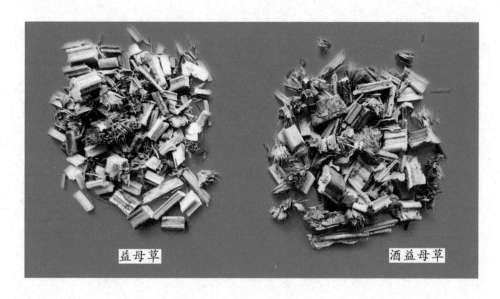

益母草　　　　　　　　　　　　　　　　酒益母草

【质量要求】 本品呈不规则的段。茎方形，四面凹下成纵沟，灰绿色或黄绿色。切面中部有白髓。叶片灰绿色，多皱缩、破碎。花黄棕色，花萼筒状，花冠二唇形。气微，味微苦。

干益母草饮片水溶性浸出物不得少于 12.0%，盐酸水苏碱不得少于 0.40%，盐酸益母草碱不得少于 0.040%。

【炮制作用】 益母草生品具有活血调经、利水消肿的功能。用于月经不调，痛经，经闭，恶露不尽，水肿尿少，急性肾炎水肿及疔疮乳痈。

酒益母草寒性缓和，活血祛瘀、调经止痛的作用增强。多用于月经不调，瘀滞作痛及跌打伤痛等。如治月经不调，血结作痛的益母丸（《入门》）。

【贮存】 干益母草置干燥处；鲜益母草置阴凉潮湿处。

［王不留行］

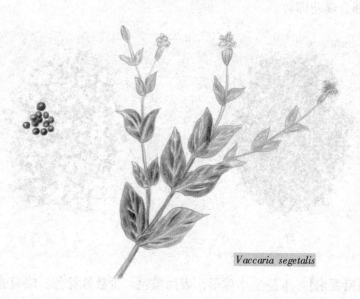

Vaccaria segetalis

【来源】　本品为石竹科植物麦蓝菜 *Vaccaria segetalis*（Neck.）Garcke 的干燥成熟种子。夏季果实成熟、果皮尚未开裂时采割植株，晒干，打下种子，除去杂质，再晒干。

【药性】　苦，平。归肝、胃经。

【功效】　活血通经，下乳消肿。

【应用】　用于乳汁不下，经闭，痛经，乳痈肿痛。

【用法用量】　内服：煎汤，4.5~9g；或入丸、散。外用：研末调敷。

【使用注意】　孕妇慎用。

【现代研究】

1. 化学成分：种子含三萜皂苷，称为王不留行皂苷，及黄酮苷。

2. 药理作用：王不留行对小鼠具有抗着床抗早孕作用，同时又能调节生理功能，影响体内代谢，致使小鼠血浆肌子宫组织中的第二信使物质（cAMP）明显增高。

【处方用名】　王不留行、王不留、留行子、炒王不留行、炒王不留。

【炮制方法】　炒王不留行：取净王不留行，投入预热容器内，中火拌炒至大部分爆花即可。

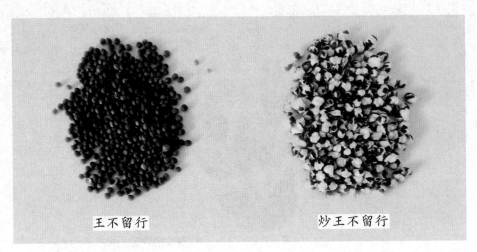

王不留行　　　　　　　　　　　　炒王不留行

【质量要求】　本品呈小球形，表面黑色。少数红棕色，略有光泽，有细密颗粒状突起，一侧有 1 条凹陷的纵沟。质硬。气微，味微涩、苦。

王不留行饮片含水分不得过 12.0%，总灰分不得过 4.0%，醇溶性浸出物不得少于 6.0%，含王不留行酮苷不得少于 0.4%。炒王不留行含水分不得过 10.0%，醇溶性浸出物同生品，含王不留行黄酮苷不得少于 0.15%。

【炮制作用】　王不留行生品长于消痈肿，用于乳痈或其他疮痈肿痛。

炒王不留行质地松泡，利于有效成分煎出且走散力较强，长于活血通络，下乳，痛淋。多用于产后乳汁不下，经闭，痛经，石淋，小便不利。

【贮存】　置干燥处。

［马钱子］

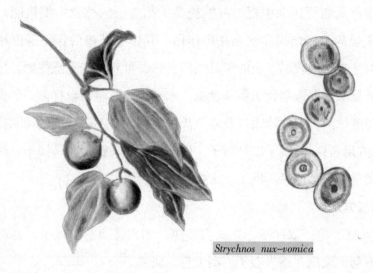

Strychnos nux-vomica

【来源】 为马钱科植物马钱 *Strychnos nux-vomica* L.的成熟种子。主产于印度、越南、缅甸，现我国云南、广东、海南亦产。冬季果实成熟时采收，除去果肉，取出种子，晒干，炮制后入药。

【药性】 苦，寒，有毒。归肝、脾经。

【功效】 通络止痛，消肿散结。

【应用】 主治咽喉痹痛，痈疽肿毒，风痹疼痛，骨折，面神经麻痹，重症肌无力。用治风湿顽痹或拘挛麻木，外伤瘀肿疼痛及痈疽肿痛。

【用法用量】 内服：炮制后入丸、散，日服 0.3~0.6g（大剂量 0.9g）。外用：适量，研末撒，或浸水、醋磨、煎油涂敷，或熬膏摊贴。

【使用注意】 内服不宜生用及多服久服。本品所含有毒成分能被皮肤吸收，故外用亦不宜大面积涂敷。孕妇禁用，体虚者忌用。

【现代研究】

1. 化学成分：含有总生物碱，主要为番木鳖碱（士的宁）及马钱子碱，并含有微量的番木鳖次碱、伪番木鳖碱、马钱子碱、伪马钱子碱、士屈新碱以及脂肪油、蛋白质、绿原酸等。

2. 药理作用：所含士的宁首先兴奋脊髓的反射机能，其次兴奋延髓的呼吸中枢及血管运动中枢，并能提高大脑皮层的感觉中枢机能。马钱子碱有明显的镇痛作用和镇咳祛痰作用，其镇咳祛痰的作用强度超过可待因，但平喘作用较弱。士的宁具强烈苦味，可刺激味觉感受器，反射性增加胃液分泌，促进消化机能和食欲。水煎剂对流感嗜血杆菌、肺炎双球菌、甲型链球菌、卡他球菌以及许兰氏黄癣菌等有不同程度的抑制作用。

【处方用名】 马钱子、马前子、生马钱、制马钱、炙马钱子、制马钱子、砂炙马钱子、油炙马钱子、水炙马钱子。

【炮制方法】

1. 马钱子粉：取沙子，置锅内炒热，加入拣净的马钱子，炒至呈深黄色并鼓起，取出，筛去砂子，刮去毛，研粉。

2. 油马钱子：取拣净的马钱子，加水煮沸，取出，再用水浸泡，捞出，刮去皮毛，微晾，切成薄片。另取麻油少许，置锅内烧热，加入马钱子片，炒至微黄色，取出放凉。

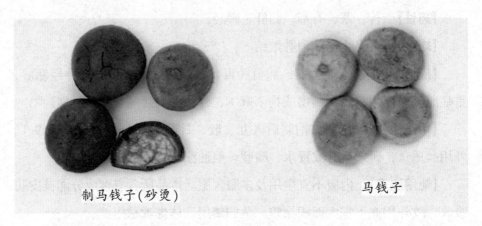

制马钱子(砂烫)　　　　　　　　　　　马钱子

【质量要求】 本品呈纽扣状圆板形，常一面隆起。一面凹下，表面密被灰棕或灰绿色绢状茸毛，自中间向四周呈辐射状排列，有丝样光泽。边缘稍隆起，较厚，有突起的珠孔，底面中心有突起的圆点状种脐。质坚硬，平行剖面可见淡黄白色胚乳，角质状。

马钱子含士的宁应为 1.20%~2.20%；含水分不得超过 13%。

【炮制作用】 马钱子生品有大毒，一般不内服，多外用于痈疽初起，喉痹，面瘫，瘰疬结核或关节肿痛。如伤湿止痛膏。

炮制后既利于去毛又利于粉碎，更主要的是降低毒性。可供内服，多用于风湿痹痛，跌打损伤，瘀血疼痛。如跌打丸，又如治疗风湿疼痛的疏风定痛丸（《御药院方》）。

【贮存】 装木箱内加盖，专人保管。

［半　夏］

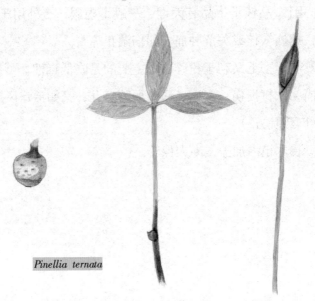

Pinellia ternata

【来源】　本品为天南星科植物半夏 *Pinellia ternata*（Thunb.）Breit.的干燥块茎。全国大部分地区均产，主产于四川、湖北、河南、安徽、贵州。夏、秋两季采挖，除去外皮和须根，晒干。

【药性】　辛，温，有毒。入脾、胃、肺经。

【功效】　燥湿化痰，降逆止呕，消痞散结。

【应用】　用于湿痰寒痰，痰多咳喘，痰饮眩悸，风痰眩晕，痰厥头痛，呕吐反胃，胸脘痞闷，梅核气，痈肿肿毒，瘰疬痰核，蛇毒咬伤。

【用法用量】　内服一般炮制后用，3~9g。外用适量，磨汁涂或研末以酒调敷患处。

【使用注意】　本品性温燥，阴虚燥咳、血证、热痰、燥痰应慎用，不宜与川乌、草乌、附子同用。生品内服宜慎。

【现代研究】

1. 化学成分：含半夏淀粉、生物碱、半夏蛋白、挥发油、β-谷甾醇、葡萄糖苷、氨基酸、皂苷、胆碱、半夏胰蛋白酶抑制物、无机元素、胆碱等。

2. 药理作用：各种炮制品均有明显的止咳作用，与可待因相似但作用较弱，且有一定的祛痰作用。可抑制呕吐中枢而发挥镇吐作用，能显著抑制胃液分泌，水提醇沉液对多原因所致的胃溃疡有明显的预防和治疗作用。烯醇、水浸液或其多糖组分、生物碱具有较广泛的抗肿瘤作用。水浸剂对实验性室性心律失常和室性期前收缩有明显的对抗作用；煎剂可降低眼内压。此外还有镇静催眠、降血脂作用。

3. 不良反应：生半夏对口腔、喉头、消化道黏膜有强烈的刺激性，但这种刺激作用可能通过煎剂而除去。实验证明，半夏对动物遗传物质具有损害作用，半夏蛋白有明显的抗早孕活性，故用于妊娠呕吐应持慎重态度。久用半夏制剂口服或肌注，少数病例会出现肝功能异常和尿血。

【处方用名】 生半夏、清半夏、姜半夏、法半夏。

【炮制方法】

1. 生半夏：取原药材，拣去杂质，洗净，干燥。用时捣碎。

2. 法半夏：取净半夏，大小分开，用水浸泡至内无干心，取出；另取甘草适量，加水煎煮两次，合并煎液，倒入用适量石灰水配制的石灰液中，搅匀，加上上述已浸透的半夏，浸泡，每日搅拌 1~2 次，并保持津液

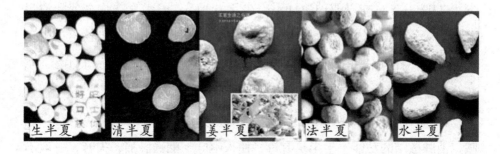

生半夏　　清半夏　　姜半夏　　法半夏　　水半夏

pH 值 12 以上，至切面黄色均匀，口尝微有麻舌感时，取出，洗净，阴干或烘干。每 100kg 净半夏，用甘草 15kg，生石灰 10kg.

3. 姜半夏：取拣净的半夏，大小分开，用水浸泡至内无干心时，取出，另取生姜切片煎汤，加白矾与半夏共煮至透心，取出，晾至六成干，闷润后切片，晾干。每 100kg 半夏，用生姜 25kg，白矾 12.5kg。

4. 清半夏：取拣净的半夏，大小分开，用 8% 的白矾溶液浸泡至内无干心，口尝微有麻舌感，取出，洗净，切厚片，晾干。每 100kg 半夏，用白矾 20kg。

【质量要求】 生半夏呈扁圆形、类圆形或偏斜形，大小不一，表面类白色或浅黄色，顶端有凹陷的茎痕，周围密布麻点状根痕，下面炖圆，较光滑。质坚实，断面洁白，富粉性。无臭，味辛辣，麻舌而刺喉。清半夏呈椭圆形、类圆形或不规则片。切面淡灰色至灰白色，可见灰白色点状或短线状维管束迹，有的残留栓皮处下方显淡紫红色斑纹。质脆，易折断，断面略呈角质样，气微，味微涩，微有麻舌感。姜半夏呈淡黄棕色片状，质硬脆，具角质样光泽。气微香，味辛辣，微有麻舌感，嚼之有粘牙感。法半夏呈类球形或破碎成不规则颗粒状，表面淡黄白色、黄色或棕黄色，质较松脆或硬脆，气微，味淡略甘，微有麻舌感。

生半夏饮片水分不得过 14.0%，总灰分不得过 4.0%，水溶性浸出物不得少于 9.0%，含总酸以琥珀酸计不得少于 0.25%。清半夏饮片水分不得过 13.0%，总灰分同生品，白矾限量不得过 10.0%，水溶性浸出物不得少于 7.0%，含总酸以琥珀酸计不得少于 0.30%。姜半夏饮片水分同清半夏，总灰分不得过 7.5%，白矾限量不得过 8.5%，水溶性浸出物不得少于 10.0%，含总酸以琥珀酸计同清半夏。法半夏饮片水分不得过 13.0%，总灰分不得过 9.0%，水溶性浸出物不得少于 5.0%。

【炮制作用】 半夏味辛，性温；有毒。归脾、胃、肺经。具有化痰止咳、消肿散结的功能。生半夏有毒，使人呕吐，咽喉肿痛，失音，一般不作内服，多作外用，用于疮痈肿毒，湿痰咳嗽。如治一切阴疽、流注的桂麝散（《药奁启秘》）。半夏经炮制后，能降低毒性，缓和药性，消除副作用。

清半夏长于化痰，以燥湿化痰为主，用于湿痰咳嗽，痰热内结，风痰吐逆，痰涎凝聚，咯吐不出。如治寒痰咳嗽的二陈汤（《局方》）。

姜半夏增强了降逆止呕的作用，以温中化痰、降逆止呕为主，用于痰饮呕吐，胃脘痞满。如治痰饮呕吐的小半夏汤（《金匮》）；治胃脘痞满的半夏泻心汤（《伤寒论》）。

法半夏偏于祛寒痰，同时具有调和脾胃的作用，用于痰多咳嗽，痰饮眩悸。亦多用于中药成方制剂中。如香砂养胃丸（《中药成药制剂手册》）。

【贮存】 置通风干燥处，防蛀。

［苦杏仁］

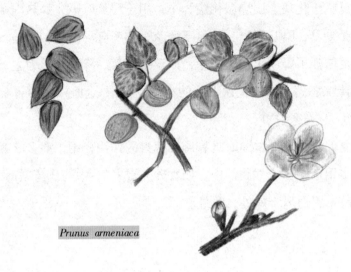

Prunus armeniaca

【来源】 苦杏仁为蔷薇科植物山杏 *Prunus armeniaca* L.var.ansu Max-im 西伯利亚杏 *Prunus sibirica* L.东北杏 *Prunus mandshurica*(Maxim.)Koehne 或杏 *Prunus armeniaca* L.的干燥成熟种子。主产于内蒙古、吉林、辽宁、河北、山西、陕西。夏季采收成熟果实，除去果肉及核壳，取出种子，晒干。

【药性】 苦，微温，有小毒。入肺、大肠经。

【功效】 降气止咳平喘，润肠通便。

【应用】 用于咳嗽气喘，胸满痰多，肠燥便秘。

【用法用量】 煎服，5~10g。生品入煎剂宜后下。

【使用注意】 内服不宜过量，以免中毒。大便溏泄者慎用。婴儿慎用。

【现代研究】

1. 化学成分：主要含氰苷类成分，苦杏仁苷；苦杏仁酶包括，苦杏仁苷酶、樱叶酶、醇腈酶等；脂肪酸类成分有，油酸、亚油酸、棕榈酸等；还含雌酮、α-雌二醇及蛋白质等。

2. 药理作用：苦杏仁生品及各种炮制品因所含有效成分苦杏仁苷在体类分解的氢氰酸能抑制呼吸中枢而起到镇咳、平喘作用，使呼吸加深，咳嗽减轻，痰易卡出。若杏仁分解的苯甲醛可抑制胃蛋白酶活性而影响消化功能。苦杏仁油体外实验对蛔虫、钩虫、蛲虫及伤寒杆菌、副伤寒杆菌有抑制作用。此外，苦杏仁还有抗炎、镇痛、增强机体细胞免疫、抗消化性溃疡、抗肿瘤、抗脑缺血等作用。

3. 不良反应：误服过量苦杏仁可导致机体中毒，临床表现为眩晕、头痛、呕吐、呼吸急促、心悸、发绀等，重者出现昏迷、惊厥、血压下降，呼吸麻痹，最后呼吸或循环衰竭而死亡。中毒的主要原因是苦杏仁中所含的苦杏仁苷在体内分解产生氢氰酸，后者与细胞线粒体内的细胞色素氧化酶三价铁起反应，抑制酶的活性，而引起组织细胞呼吸抑制，导致死亡。

【处方用名】　苦杏仁、杏仁、燀杏仁、炒杏仁。

【炮制方法】

1. 苦杏仁：取原药材，筛去皮屑杂质，拣净残留的核壳及褐色油粒。用时捣碎。

2. 燀杏仁：取净杏仁置 10 倍量沸水中，加热约 5min，至种皮微膨胀

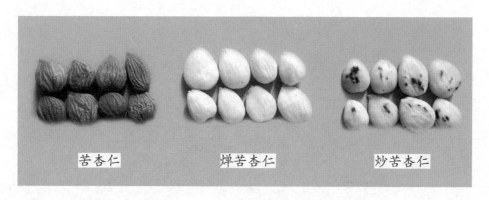

苦杏仁　　　　　　　　燀苦杏仁　　　　　　　　炒苦杏仁

起即捞出，浸泡在凉水中，脱去种皮，晒干，簸净。用时捣碎。

3. 炒杏仁：取燀杏仁，置锅内用文火炒至微黄色，略带焦斑，有香气，取出放凉。用时捣碎。

【质量要求】 苦杏仁为扁心形，表面黄棕色至深棕色，有微细纵纹，顶端略尖，底部钝圆肥厚，左右不对称，富油性。气微，微苦。燀苦杏仁无种皮或分离成单瓣，表面乳白色，有特殊的香气，味苦。炒苦杏仁表面微黄色，偶带焦斑，有香气。苦杏仁饮片过氧化值不得过 0.11，苦杏仁苷不得少于 3.0%。燀苦杏仁苦杏仁苷不得少于 2.4%。炒苦杏仁苦杏仁苷不得少于 2.1%。

【炮制作用】 苦杏仁性味苦，微温，有小毒。归肺、大肠经。止咳平喘，润肠通便。生品性微温而质润，长于润肺止咳，润肠通便。多用于新病喘咳，肠燥便秘。

燀杏仁作用与生品相同。燀去皮后，除去非药用部位，便于有效成分煎出，提高药效。如治风热咳嗽的桑菊饮（《条辨》）；治燥热咳嗽的桑杏汤（《条辨》）；用于肺热咳嗽的麻杏石甘汤（《伤寒》）；用于肠燥便秘的润肠丸（《济生方》）。

炒苦杏仁性温，长于温散肺寒，并可去小毒。多用于肺寒咳喘，久喘肺虚。如治上气喘急的双仁丸（《总录》）。

【贮存】 贮干燥容器内，置阴凉干燥处。防蛀。

［百　部］

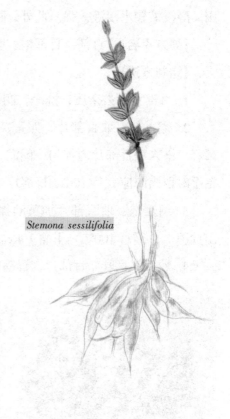

【来源】 本品为百部科植物直立百部 *Stemona sessilifolia*（Miq.）Miq、蔓生百部 *Stemona japonica*（Bl.）Miq. 或对叶百部 *Stemona tuberosa* Lour.的干燥块根。春、秋两季采挖，除去须根，洗净，置沸水中略烫或蒸至无白心，取出，晒干。

【药性】 甘、苦，微温。归肺经。

【功效】 润肺下气止咳，杀虫灭虱。

【应用】 用于新久咳嗽，肺痨咳嗽，顿咳；外用于头虱，体虱，蛲虫病，阴痒。蜜百部润肺止咳，用于阴虚劳嗽。

【用法用量】 煎服，3~9g，外用适量，水煎或酒浸。久咳宜蜜炙用，杀虫灭虱宜生用。

【现代研究】

1. 化学成分：主要含多种生物碱类成分：百部碱、原百部碱、对叶百部碱、百部定碱、异百部定碱、直立百部碱、蔓生百部碱等；还含芝麻素等。

Stemona sessilifolia

2. 药理作用：百部所含的对叶百部碱有显著的镇咳作用。100%百部生物碱提取液也能抑制咳嗽反射。百部乙醇提取液对肺炎杆菌、金黄色葡萄球菌、乙型溶血性链球菌、绿脓杆菌、大肠杆菌、枯草杆菌、白色念珠菌等多种病菌都有不同程度的抑制作用；对多种皮肤真菌也有抑制作用。5%~50%百部醇浸液及水浸液对头虱、体虱、阴虱均有一定的杀灭作用，醇浸液较水浸液效强。此外，百部碱尚有一定的镇静、镇痛作用。

【处方用名】 百部、百部根、炙百部、蜜百部。

【炮制方法】

1. 百部：除去杂质，洗净，润透，切厚片，干燥。

2. 蜜百部：取百部片，照蜜炙法炒至不粘手。取炼蜜，加少量开水稀释，淋入净百部片内拌匀、闷润，置炒制容器内，用文火加热，炒至不粘手时取出晾凉。每100kg百部片，用炼蜜12.5kg。

3. 酒百部：取百部片加黄酒拌匀，闷润，置锅内，用文火炒干。取出放凉。百部每100kg，用酒10kg。

4. 炒百部：取净百部片，置锅内用文火炒至微黄色时，取出放凉。

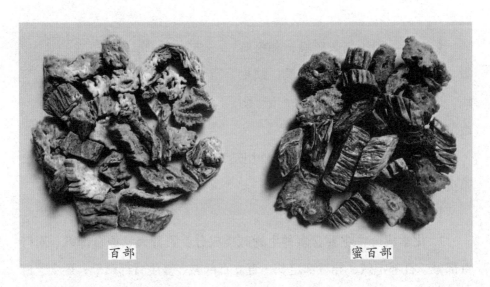

百部　　　　　　　　蜜百部

【质量要求】 百部呈不规则厚片或条形斜片，表面灰白色或棕黄色，有深纵皱纹；切面灰白色、淡黄棕色或黄白色，角质样。质韧软。气微、味甘、苦。蜜百部形如百部片，表面棕黄色或褐棕色，略带焦斑，稍有黏性，味甜。

百部照水溶性浸出物测定法项下热浸法测定，浸出物含量不得少于50.0%。

【炮制作用】 百部性味甘、苦，微温。归肺经。具有润肺下气止咳、杀虫的功能。用于新久咳嗽，肺痨咳嗽，百日咳；外用于头虱、体虱，蛲虫病，阴痒症。百部生品有小毒，对胃有刺激性，内服用量不宜过大，并具止咳化痰，灭虱杀虫见长，用于外感咳嗽，疥癣等。

蜜炙百部可缓和对胃的刺激性，并增强润肺止咳的作用，用于阴虚劳嗽，痰中带血以及百日咳等。

炒百部去燥性，降低毒性，减少对胃的刺激性，适用于脾胃虚弱患者。

酒炙增强温性，提高杀虫灭虱作用，用于诸虫病及肺寒咳嗽。

【贮存】 置通风干燥处，防潮。

［款冬花］

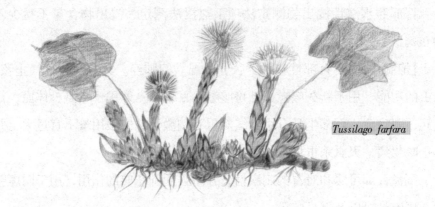

Tussilago farfara

【来源】 本品为菊科植物款冬 *Tussilago farfara* L.的干燥花蕾。12 月或地冻前当花尚未出土时采挖，除去花梗和泥沙，阴干。

【药性】 辛、微苦，温。归肺经。

【功效】 润肺下气，止咳化痰。用于新久咳嗽，喘咳痰多，劳嗽咳血。

【应用】 用于新久咳嗽，喘咳痰多，劳嗽咳血。

【用法用量】 煎服，5~10g。外感暴咳宜生用，内伤久咳蜜炙用。

【现代研究】

1. 化学成分：主要含黄酮类成分，芸香苷、金丝桃苷、槲皮素等；萜类成分，款冬酮、款冬花素、款冬二醇等；生物碱类成分，款冬花碱、千里光宁等；还含有机酸和挥发油等。

2. 药理作用：款冬花水煎液、款冬花醇提物和水提物均有镇咳、祛痰作用，其中水煎液还有平喘作用；款冬花醇提物和水提物及款冬素还有抗炎作用。款冬花醇提物及其所含款冬酮、款冬花素具有升高血压和兴奋呼吸的作用。此外，款冬花尚有抗溃疡、抗腹泻、利胆、抗血栓、抗血小板凝聚、抗肿瘤等作用。

【处方用名】 款冬花、冬花、炙冬花、炙款冬花、蜜冬花、蜜款冬花。

【炮制方法】

1. 款冬花：除去杂质及残梗。

2. 蜜款冬花：取熟蜜，加适量开水稀释，淋入净款冬花内拌匀，闷润，置炒制容器内，用文火加热，炒至微黄色、不粘手时，取出晾凉。每100kg 款冬花，用熟蜜 25kg。

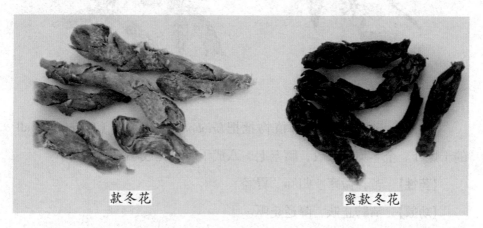

款冬花　　　　　　　　　　　　蜜款冬花

【质量要求】 款冬花呈长圆棒状花蕾，外面被有多数鱼鳞状苞片，苞片外表面紫红色或淡红色，内表面被白色絮状茸毛。气香，味微苦而辛。蜜款冬花形如款冬花，表面棕黄色或棕褐色，稍带黏性。具蜜香味，味微。

款冬花饮片醇溶性浸出物不得少于 20.0%，款冬酮不得少于 0.070%。蜜款冬花饮片醇溶性浸出物不得少于 22.0%，款冬酮含量同生品。

【炮制作用】 款冬花味辛、微苦，性温。归肺经。具有润肺下气、止咳化痰的功能。生品长于散寒止咳，多用于风寒久咳或痰饮燥咳。

蜜款冬花药性温润，能增强润肺止咳的功效。多用于肺虚久咳或阴虚燥咳。

【贮存】 置干燥容器内，蜜款冬花密闭，置通风干燥处。防潮，防蛀。

［枇杷叶］

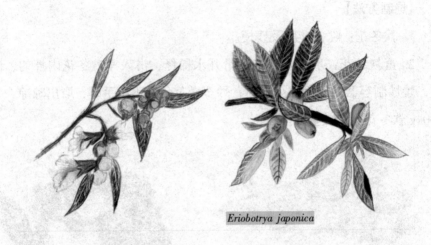

Eriobotrya japonica

【来源】 本品为蔷薇科植物批把*Eriobotrya japonica*（Thunb.）Lindl.
的干燥叶。全年均可采收，晒至七、八成干时，扎成小把，再晒干。

【药性】 苦，微寒。归肺、胃经。

【功效】 清肺止咳，降逆止呕。

【应用】 用于肺热咳嗽，气逆喘急，胃热呕逆，烦热口渴。

【用法用量】 煎服，6~10g，止咳亦炙用，止呕亦生用。

【现代研究】

1. 主要成分：本品含皂苷、熊果酸、齐墩果酸、苦杏仁苷、丁香素、
枸橼酸、鞣质，维生素 B、维生素 C、山梨糖醇等。新鲜叶中含挥发油
（主要为橙花椒醇和金合欢醇）。此外，还含有少量蜡醇、蜡基棕榈酸盐，
并含微量砷。

2. 药理作用：实验表明，本品有止咳、平喘作用及轻度祛痰作用。此
外，本品在体外对金黄色葡萄球菌等有抑制作用，还有降血糖、抗癌作用。

【处方用名】 枇杷叶、炙杷叶、蜜枇杷叶。

【炮制方法】

1. 枇杷叶：除去绒毛，用水喷润，切丝，干燥。

2. 蜜枇杷叶：取枇杷叶丝，照蜜炙法炒至不粘手。每 100kg 枇杷叶丝，用炼蜜 20kg。

3. 姜枇杷叶：取净枇杷叶丝，加生姜汁拌匀，闷透，置锅内，用文火加热炒干。枇杷叶每 100kg，用生姜 10kg。

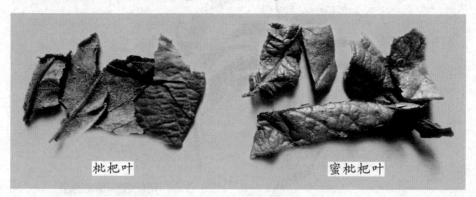

枇杷叶　　　　　　　　　　蜜枇杷叶

【质量要求】　枇杷叶呈丝条状，表面灰绿色、黄棕色或红棕色，较光滑。革质而脆。气微，味微苦。蜜枇杷叶形如枇杷叶丝，表面黄棕色或红棕色，微显光泽，略带黏性。具蜜香气，味微甜。

枇杷叶饮片水分不得过 10.0%，总灰分不得过 7.0%，醇溶性浸出物不得少于 16.0%，齐墩果酸和熊果酸的总量不得少于 0.70%。蜜枇杷叶饮片水分、总灰分、齐墩果酸和熊果酸的总量同生品。

【炮制作用】　枇杷叶性味苦，微寒。归肺、胃经。具有清肺止咳，降逆止呕的功能。生品长于清肺止咳，降逆止呕，多用于肺热咳嗽，气逆喘急，胃热呕逆。

蜜炙后可增强润肺止咳作用，多用于肺燥或肺阴不足，咳嗽痰稠等。

姜炙后可增强降逆止呕作用，多用于胃气上逆，恶心呕吐及胃热呕吐等症。

【贮存】　贮干燥容器内，蜜枇杷叶密闭，置通风干燥处。

［白　前］

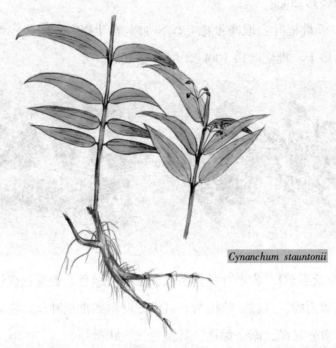

Cynanchum stauntonii

【来源】　本品为萝藦科植物柳叶白前 *Cynanchum stauntonii*（Decne.）
Schltr.ex Levi. 或芫花叶白前 *Cynanchumglaucescens*（Decne.）Hand.–Mazz.
的干燥根茎和根。秋季采挖，洗净，晒干。

【药性】　辛、苦，微温。归肺经。

【功效】　降气，消痰，止咳。

【应用】　用于肺气壅实，咳嗽痰多，胸满喘急。

【用法用量】　生用或蜜炙用。煎服，3~10g。白前蜜炙有润肺作用。

【使用注意】　本品生用对胃黏膜有刺激性，有消化道溃疡或出血者慎用。

【现代研究】

1. 化学成分：柳叶白前根茎中含华北白前醇、β–谷甾醇和 C24~C30、高级脂肪酸。芫花叶白前根中含有白前皂苷A、B、C、D、E、F、G、H、I、J，并含有白前皂苷元A、B、C、D，白前皂苷元C-单-D-黄花夹竹桃糖苷及白前二糖。

2. 药理作用：柳叶白前和芫花叶白前的药理作用相似，两者醇提物、醚提物均有明显的镇咳作用，芫花叶白前水提物也有镇咳作用。两者醇提物、水提物及柳叶白前醚提物均有祛痰作用。两者水提物均有明显的平喘作用。柳叶白前醇提物和醚提物有明显的抗炎、镇痛作用。柳叶白前醇提物显著地抑制应激性、盐酸性及吲哚美辛-乙醇性胃溃疡的形成，并有一定的止泻作用。白前醇提物还能显著延长血栓形成及凝血时间，因此表现为抗血栓形成作用，还有诱导白血病细胞分化作用。

【处方用名】　白前、白前根、炙白前、蜜白前。

【炮制方法】

1. 白前：除去杂质，洗净，润透，切段，干燥。

2. 蜜白前：取炼蜜，加适量开水稀释，淋于净白前段内拌匀，闷润，置炒制容器内，用文火加热，炒至表面深黄色，不粘手时，取出，晾凉。或将白前段炒热后，加蜜拌匀炒至深黄色，冷后不粘手为度。白前段每

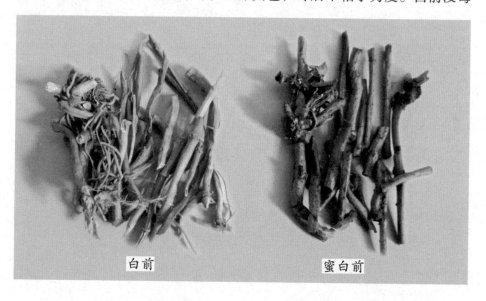

白前　　　　　　　　　蜜白前

100kg，用炼蜜 25kg。

3. 炒白前：取白前段，置热锅中，用文火炒至老黄色，微焦，取出，放凉。

【质量要求】 白前呈圆柱形小段。表面黄棕色、淡黄色或灰绿色。断面灰黄色或灰白色，中空，质韧。气微，味微甜。蜜白前形如白前，表面深黄色，微有光泽，略有黏性，味甜。

【炮制作用】 白前性味辛、苦，微温。归肺经。具有降气，消痰，止咳的功能。用于肺气壅实，咳嗽痰多，胸满喘急等证。白前生用，味辛，对胃有一定刺激性，但性微温而不燥热，长于解表理肺，降气化痰。用于风寒咳嗽，痰湿咳喘，亦可用于肺热咳嗽等证。如治风寒咳嗽的白前散（《太平圣惠方》）；久咳上逆的白前汤（《外台秘要》）。

白前蜜炙后，能缓和白前对胃的刺激性，增强润肺降气，化痰止咳的作用。用于肺虚咳嗽，肺燥咳嗽，咳嗽痰多等症。

【贮存】 置通风干燥处。

［人　参］

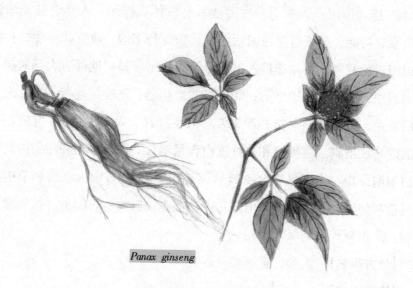

Panax ginseng

【来源】　本品为五加科植物人参 *Panax ginseng* C.A.Mey.的干燥根和根茎。主产于吉林、辽宁、黑龙江，以吉林为著名的道地产区。野生者名"野山参"；栽培者称"园参"。播种在山林野生状态下自然生长的称"林下山参"，习称"籽海"。多于秋季采挖，洗净经晒干或烘干。润透，切薄片，干燥。或用时粉碎、捣碎。

【药性】　甘、微苦，微温。归脾、肺、心、肾经。

【功效】　大补元气，复脉固脱，补脾益肺，生津养血，安神益智。

【应用】　用于体虚欲脱，肢冷脉微，脾虚食少，脾虚咳喘，阳痿宫冷，气虚精伤口渴，内热消渴，气血亏虚，久病虚羸，气血不足，惊悸失眠。

【用法用量】　煎服，3~9g；挽救虚脱可用 15~30g，文火另煎兑付。也可研粉吞服，1次 2g，1日 2次。

【使用注意】　不宜与藜芦、五灵脂同用。

【现代研究】

1. 化学成分：主要含多种人参皂苷、多糖、挥发油、氨基酸、有机酸、黄酮类、维生素类以及微量元素等多种成分。

2. 药理作用：人参皂苷注射液具有抗休克作用。人参皂苷能增强消化、吸收功能，提高胃蛋白酶活性，保护胃肠细胞，改善脾虚症状；能促进组织对糖的利用，加速糖的氧化分解以供给能量；能促进大脑对能量物质的利用，增强学习记忆力；能促进造血功能；还能抗疲劳、抗衰老、抗心肌缺血、抗脑缺血、抗心律失常。人参浸膏、人参皂苷 Rb 可使正常或贫血动物红细胞、白细胞和血红蛋白含量增加。人参多糖和注射液具有提升白细胞作用。人参皂苷 Rg2 具有强心作用。 此外，人参有调节中枢神经兴奋与抑制过程的平衡，增强免疫功能、抗肿瘤、抗辐射、抗应激、降血脂、降血糖和抗利尿等作用。

【处方用名】 人参、生晒参、红参。

【炮制方法】

1. 生晒参：取原药材，润透，切薄片，干燥；或用时粉碎，捣碎。

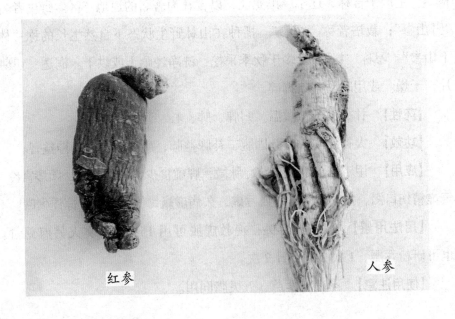

红参　　　　　　　　　　　　　　　　人参

2. 红参：取原药材，洗净，经蒸制干燥后即为红参。用时蒸软或稍浸后烤软，切薄片，干燥；或用时粉碎，捣碎。

【质量要求】 生晒参为圆形或类圆形薄片，表面灰白色，显菊花纹，粉性，体轻，质脆。有特异香气。味微苦、甘。红参表面红棕色或深红色，质硬而脆，角质样，气微香，味甘，微苦。

生晒参饮片水分不得过 12.0%，总灰分不得过 5.0%，人参皂苷 Rg_1 和人参皂苷 Re 的总量不得少于 0.30%，人参皂苷 Rb1 不得少于 0.20%。红参水分同生品，人参皂苷 Rg_1 和人参皂苷 Re 的总量不得少于 0.25%，人参皂苷 Rb_1 同生品。

【炮制作用】 人参性味甘、微苦，微温。归脾、肺、心、肾经。具有大补元气、复脉固脱、补脾益肺、生津养血、安神益智的功能。生晒参偏于补气生津，复脉固脱，补气益肺，用于体虚欲脱，肢冷脉微，脾虚食少，肺虚喘咳，津伤口渴，内热消渴，气血亏虚，久病虚羸，惊悸失眠，阳痿宫冷。如治气阴两伤的生脉饮（《内外伤辨惑论》），治脾胃虚弱，食少便溏，四肢乏力，形体消瘦的参苓白术散（《局方》）。

红参性微甘、微苦，温。归脾、肺、心、肾经。具有大补元气、复脉固脱、益气摄血的功能。用于体虚欲脱，肢冷脉微，气不摄血，崩漏下血。如治气虚欲脱，汗出肢冷的参附汤（《妇人》）。

【贮存】 贮干燥容器内，密封，置阴凉干燥处。防霉、防蛀。

［党　参］

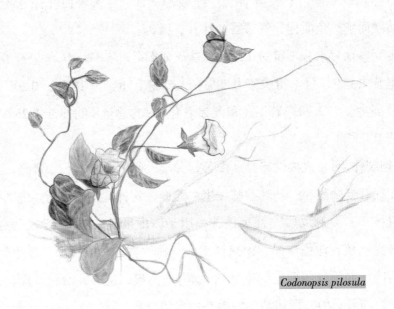

Codonopsis pilosula

【来源】　桔梗科植物党参 *Codonopsis pilosula*（Franch.）Nannf.、素花党参 *Codonopsis pilosula* Nannf. var. *modesta*（Nannf.）L. T. Shen 或川党参 *Codonopsis tangshen* Oliv. 的干燥根。移栽后第 2 年或第 3 年 9~10 月份，将根挖出，洗净，晒 4~6h，然后用绳捆起，揉搓使根充实，经反复 3~4 次处理后，即可扎成小捆，贮藏或进行加工炮制。

【药性】　甘，平。归脾、肺经。

【功效】　补脾肺气，补血，生津。

【应用】　脾肺气虚证。本品性味甘平，主归脾肺二经，以补脾肺之气为主要作用。气血两虚证。本品既能补气，又能补血。气津两伤证。

【用法用量】　煎服，9~30g。

【使用注意】　本品不宜与藜芦同用。

【现代研究】

1. 化学成分：本品含甾醇、党参苷、党参多糖、党参内酯、生物碱、无机元素、氨基酸、微量元素等。

2. 药理作用：党参能调节胃肠运动、抗溃疡、增强免疫功能；对兴奋和抑制两种神经过程都有影响；党参皂苷还能兴奋呼吸中枢，对动物有短暂的降压作用，但又能使晚期失血性休克家兔的血压回升；能显著升高兔血糖，其升血糖作用与所含糖分有关。

3. 不良反应：党参毒性很低，但有报道党参用量过大（每剂超过60g），可引起病人心前区不适和脉律不整，停药后自动恢复。临床曾报道1例党参中毒引起精神失常及失语者。

【处方用名】 党参、炒党参、炙党参。

【炮制方法】

1. 蜜党参：取炼蜜用适量开水稀释后，加入党参片拌匀，闷透，置锅内，用文火炒至表面黄棕色，不粘手时，取出放凉。党参每100 kg，用炼蜜20 kg。

2. 米炒党参：取净米置锅内，用文火加热，待烟冒出时，倒入党参片，轻轻翻动炒至米呈老黄色时，取出放凉，筛去焦米。党参片每

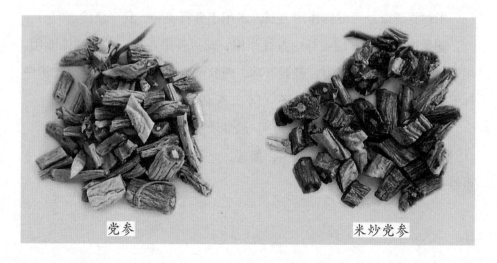

党参　　　　　　　　　　　　　　　米炒党参

100kg，用米20kg。

3. 土炒党参：将灶心土粉置锅内炒至滑利，加入净党参，用中火炒至表面土黄色，闻到党参香气为度，取出，筛取土粉，放凉。党参每100kg，用灶心土粉25kg。

4. 炒党参：取净党参置热锅中，用文火炒至微黄色，出锅，放凉。

5. 麸炒党参：武火或中火将锅烧热，撒入麦麸，加热至冒烟时，倒入党参片，拌炒至表面呈微黄色，麸焦黄色时，取出，筛去麦麸，放凉。党参每100kg，用麦麸20kg。

6. 酒炙党参：取党参加黄酒拌匀，闷润至酒被吸尽，用文火炒干。党参每100kg，用黄酒12kg。

【质量要求】 党参呈椭圆形或类圆形的厚片，表面黄棕色或灰棕色，有裂隙或菊花纹，中央有黄色圆心。周边淡黄白色，有纵皱纹，有特殊香气，味微甜。

党参照醇溶性浸出物项下的热浸法测定，用45%乙醇为溶剂，浸出物含量不得少于55.0%。

【炮制作用】 生党参擅长益气生津，多用于肺气亏虚，气血两亏诸证。

米炒党参以补气健脾作用力强。多用于脾胃虚弱，食少便溏。

蜜炙取其甘缓，增强补中益气作用，即可补中益气，又能润燥养阴。用于气血两虚，气短乏力，脏器下垂，四肢倦怠，妇女月经不调。如治中气下陷，久痢脱肛的参芪白术汤（《不知医必要》）。

土炒党参增强补脾止泻的作用；麸炒增强健脾益气的作用。

【贮存】 装入缸内或木箱内，加盖。此药香甜最易生虫，到4~8月生虫季节，应放硫黄箱内保存。

［黄　芪］

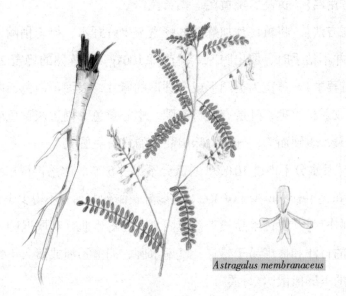

Astragalus membranaceus

【来源】　本品为豆科植物蒙古黄芪 *Astragalus membranaceus*（Fisch.）Bge.var. *mongholicus*（Bge.）Hsiao 或膜荚黄芪 *Astragalus membranaceus*（Fisch.）Bge.的干燥根。春、秋两季采挖，除去须根及根头，晒干。

【药性】　甘，温。归肺、脾经。

【功效】　补气固表，利尿托毒，排脓，敛疮生肌。

【应用】　用于气虚乏力，食少便溏，中气下陷，久泻脱肛，便血崩漏，表虚自汗，气虚水肿，痈疽难溃，久溃不敛，血虚萎黄，内热消渴；慢性肾炎蛋白尿，糖尿病。

【用法用量】　煎服，9~30g。

【现代研究】

1. 化学成分：黄芪根含胆碱、甜菜碱、氨基酸、蔗糖、葡萄糖醛酸及微量的叶酸。

2. 药理作用：能加强正常心脏收缩，对衰竭的心脏有强心作用。本品能使管状血管和肾脏血管扩张，并使全身末梢血管扩张，皮肤循环畅盛，使高血压患者血压下降。

【处方用名】 黄芪、蜜黄芪、炙黄芪。

【炮制方法】 将黄芪片加炼熟的蜂蜜与少许开水，拌匀稍闷，放锅内炒至黄色并不粘手时，取出晾凉。黄芪每100kg，用炼熟的蜂蜜25kg。

【质量要求】 黄芪为类圆形或椭圆形的厚片，表面黄白色，内层有棕色环纹及放射状纹理，外层有曲折裂隙，中心黄色。周边灰黄色或浅棕褐色，有纵皱，质硬而韧，气微，味微甜，嚼之有豆腥气。

黄芪饮片水分不得过10.0%，总灰分不得过5.0%，水溶性浸出物不得少于17.0%，黄芪甲苷不得少于0.040%，毛蕊异黄酮葡萄糖苷不得少于0.020%。

【炮制作用】 黄芪生品长于益卫固表，托毒生肌，利尿退肿。常用于表卫不固的自汗和体虚易于感冒，气虚水肿，痈疽不溃或溃久不敛。如治卫气不固的玉屏风散（《丹溪》）。

蜜炙黄芪甘温而偏润，长于益气补中。多用于脾胃气虚，食少便溏，气短乏力。也可用于气虚便秘。如治疗面色萎黄、语声低微、四肢乏力、食少便溏的补气运脾汤（《统旨方》）。

【贮存】 置通风干燥处，防潮，防蛀。

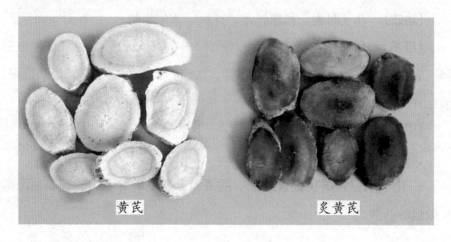

黄芪　　　　　　　　　　炙黄芪

［白　术］

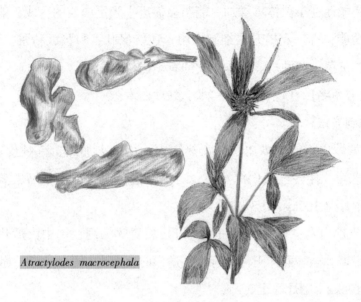

Atractylodes macrocephala

【来源】　为菊科植物白术 *Atractylodes macrocephala* Koidz. 的根茎。主产于浙江、湖北、湖南等地。以浙江於潜产者最佳，称为"於术"。冬季采收，烘干或晒干，除去须根，切厚片，生用或土炒、麸炒用。

【药性】　苦、甘，温。归脾、胃经。

【功效】　健脾益气、燥湿利水、止汗、安胎。

【应用】　用于脾虚食少、腹胀泄泻、痰饮眩悸、水肿、自汗、胎动不安。

【用法用量】　内服：煎汤，7.5~15g；熬膏或入丸、散。

【使用注意】　阴虚燥渴，气滞胀闷者忌服。

【现代研究】

1. 化学成分：本品含挥发油，油中主要有苍术酮、苍术醇、苍术醚、杜松脑、苍术内脂等，并含有果糖、菊糖、白术多糖，多种氨基酸及维生素 A 类成分等。

2. 药理作用：白术对肠管活动有双向调节作用，当肠管兴奋时呈抑制作用，而肠管抑制时则呈兴奋作用；有防治实验性胃溃疡的作用；有强壮作用；能促进小鼠体重增加；能明显促进小肠蛋白质的合成；能促进细胞免疫功能；有一定提升白细胞作用；还能保肝、利胆、利尿、降血糖、抗血凝、抗菌、抗肿瘤。白术挥发油有镇静作用。

【处方用名】 白术、土炒白术、麸炒白术。

【炮制方法】

1. 麸炒白术：取麸皮，撒入热锅内，用中火加热，待麸皮冒烟时，倒入白术片，拌炒至表面深黄色，有香气逸出时，取出，筛去麸皮，放凉。白术片每 100kg，用麸皮 10kg。

2. 土炒白术：取灶心土（伏龙肝）粉置热锅内，用中火炒热，倒入白术片，拌炒至表面挂土色，有香气逸出时，取出，筛去土粉，放凉。白术片每 100kg，用灶心土 20kg。

3. 泔制白术：将白术片用米泔水拌匀，浸泡至透，捞出晒干。白术片每 100kg，用米泔水 100kg。

4. 米炒白术：先将米撒于锅内，待冒烟时，倒入白术片，用文火炒至米成黑色，白术呈焦黄色为度，取出，筛去焦米，放凉。白术每

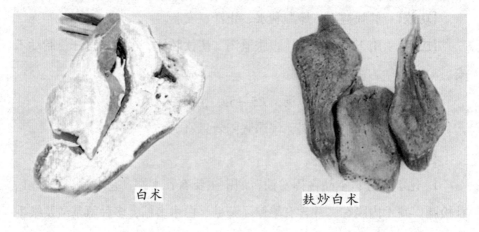

白术　　　　　　　　麸炒白术

500kg，用米 100kg。

5. 盐白术：先将白术片用文火炒至外皮焦黑色时，喷入盐水，炒干，取出放凉。白术每 100kg，用食盐 2kg。

6. 蒸白术：取白术片蒸 8h，趁热倒出，晒 1 日，或文火烘干，加入蒸出的白术汁适量与白术片拌匀后，再蒸再拌；第 3 次蒸 4h，至外黑如漆，内呈酱色为度，趁热取出，摊开，晒干或文火烘干。

【质量要求】 白术为不规则厚片，表面黄白色或淡黄棕色，粗糙不平，中间色较深，有放射状纹理和棕色小点；周边灰棕色或灰黄色，有皱纹和瘤状突起。质坚实。气清香，味甘微辛。

照灰分测定法测定其总灰分不得过 5.0%，酸不溶性灰分不得过1.0%。

【炮制作用】 白术生用以健脾燥湿，利水消肿为主，用于痰饮，水肿以及风湿痹痛等证。如治痰饮内停，脾失健运的苓桂术甘汤（《伤寒论》）。

麸炒白术缓和燥性，借麸入中，增强健脾消食、强胃作用。用于脾胃不和，腹胀痞满，食少纳呆。如治痞满食少的张洁古枳术丸（《内外伤辨感治》）。

土炒白术借土气助脾增强补脾止泻的作用。用于脾虚食少，泄泻便溏，胎动不安。如治小儿湿性腹泻，小便不利的分水散（《陕西省医院制剂规范》）。

米泔水制白术，借谷气以和脾。用于脾胃虚弱，食少泄泻。如治小儿久患泻泄，脾虚不进饮食，水谷不化的温白丸。

米炒白术增强健脾益气作用。盐炒白术增强利水渗湿功能，用于水肿、尿少。

【贮存】 置阴凉干燥处，防蛀。

［山 药］

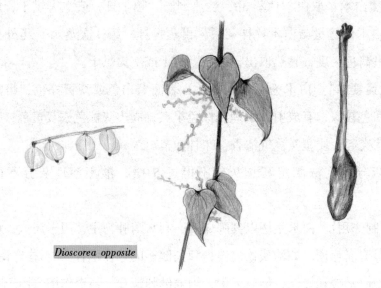

Dioscorea opposite

【来源】 为薯蓣科植物薯蓣 *Dioscorea opposite* Thunb.的根茎。主产于河南，湖南、江苏等地亦产。习惯认为河南（怀庆府）所产者品质最佳，故有"怀山药"之称。霜降后采挖，刮去粗皮，晒干或烘干，为"毛山药"；或再加工为"光山药"。润透，切厚片，生用或麸炒用。

【药性】 味甘，性平。归脾、肺、肾经。

【功效】 补脾养胃，生津益肺，补肾涩精。

【应用】 用于脾虚食少，久泻不止，肺虚喘咳，肾虚遗精，带下，尿频，虚热消渴。

【用法用量】 煎服，15~30g。

【使用注意】 该品养阴能助湿，所以湿盛中满，或有积滞、有实邪者不宜。

【现代研究】

1. 化学成分：本品含薯蓣皂苷元、黏液质、胆碱、淀粉、糖蛋白、游离氨基酸、维生素 C、淀粉酶等。

2. 药理作用：山药对实验大鼠脾虚模型有预防和治疗作用，对离体肠管运动有双向调节作用，有助消化作用，对小鼠细胞免疫功能和体液免疫有较强的促进作用，并有降血糖、抗氧化等作用。

【处方用名】 山药、怀山药、土炒山药、炒山药。

【炮制方法】

1. 炒山药：取净山药片置锅内，用文火炒至微黄色，取出放凉。

2. 麸炒山药：取麦麸皮，撒入热锅内，用中火加热，待其冒烟时，投入山药片，拌炒至黄色，取出，筛去焦麸皮，放凉。山药片每 100kg，用麦麸 10kg。

3. 土炒山药：取伏龙肝粉，置锅内，用文火炒热，投入山药片。拌炒至表面挂土色，取出，筛去土粉，放凉。山药片每 100kg，用伏龙肝粉 30kg。

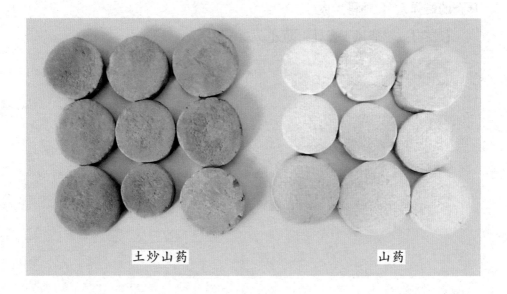

土炒山药　　　　　　　　　　　　山药

4. 米炒山药：取净山药片和米，投入热锅内，用文火炒至米呈黄色，取出，筛去米，放凉。山药片每 100kg，用米 30kg。

5. 蜜麸炒山药：将蜜炙麦麸撒入热锅内（约 180℃），炒至冒烟时，投入净山药片，再炒至微黄或金黄色，取出，筛去焦麸皮，放凉；或将蜜水拌麦麸，撒入锅内微火炒干，加入净山药片，炒至微黄色，取出，筛去焦麸皮，放凉。山药片每 100kg，用蜜麸 12kg。

【质量要求】　山药为类圆形厚片，表面白色或淡黄色，周边显淡黄白色。质坚脆，粉性。无臭，味淡微酸。

【炮制作用】　山药生用以补肾生精，益脾肺之阴为主。用于肾虚遗精，尿频，肺虚喘咳，阴虚消渴等。如治脾胃虚弱的参苓白术散（《局方》）。

土炒后以补脾止泻为主，用于脾虚久泻，或大便泄泻。如治脾虚久泻的大养胃汤（《三因方》）。

炒山药、麸炒山药以补脾健胃，益肾固精为主，并可免气滞之弊，用于脾虚泄泻，久痢不止，肺虚耳聋，肾虚尿频，遗尿，带下等。如治肺虚耳聋的蜡弹丸（《外科大成》）。

【贮存】　置通风干燥处，防蛀。

［白扁豆］

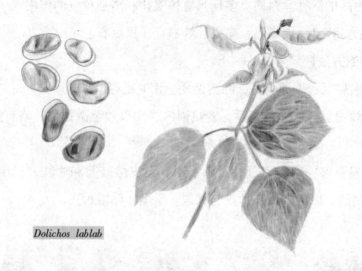

Dolichos lablab

【来源】　本品为豆科植物扁豆 *Dolichos lablab* L. 的干燥成熟种子。全国大部分地区均产。秋、冬两季采收成熟果实，晒干，取出种子，再晒干。

【药性】　甘，微温。归脾、胃经。

【功效】　健脾化湿，和中消暑。

【应用】　用于脾胃虚弱，食欲不振，大便溏泻，白带过多，暑湿吐泻，胸闷腹胀。

【用法用量】　煎服，9~15g。

【现代研究】

1. 化学成分：主要含碳水化合物、蛋白质、脂肪、维生素、微量元素、泛酸、膜蛋白酶抑制物、淀粉酶抑制物、血球凝集素 A、血球凝血素 B 等多种成分。

2. 药理作用：白扁豆水煎液具有抑制痢疾杆菌和抗病毒等作用，对食物中毒引起的呕吐、急性胃炎等有解毒作用，尚有解酒、河豚及其他食物中毒的作用，其血球凝集素 A 不溶于水，可抑制试验动物生长，甚至引起肝区域性坏死，加热可使其毒性大减，血球凝血素 B 可溶于水，有抗胰蛋白酶的活性。白扁豆多糖具有抗氧化、增强免疫的作用。

【处方用名】 白扁豆、扁豆、炒扁豆、扁豆衣。

【炮制方法】

1. 白扁豆：取原药材，除去杂质。用时捣碎。

2. 炒扁豆：取净白扁豆，置热锅内，文火炒至微黄色，略有焦斑时，取出放凉。

3. 扁豆衣：取净扁豆，置沸水中煮至皮微鼓起和松软，捞出，倒入凉水中稍泡，取出，搓开种皮与种仁，干燥，筛取种皮。

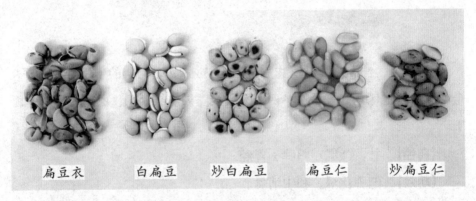

扁豆衣　　白扁豆　　炒白扁豆　　扁豆仁　　炒扁豆仁

【质量要求】 白扁豆为扁椭圆形，表面黄白色，平滑而具光泽。质坚硬。种皮薄，种仁黄白色，嚼之有苦腥气。扁豆衣呈不规则的卷缩状种皮，乳白色，质脆易碎。炒扁豆表面微黄，略具焦斑，有香气。白扁豆饮片水分不得过 14.0%。

【炮制作用】 白扁豆味甘，性微温。归脾、胃经。具有健脾化湿、和中消暑的功能。扁豆生用清暑、化湿力强。用于暑湿和消渴。如治夏季伤于暑湿，腹痛吐泻的香薷散（《局方》）；治阴津受损或脾胃积热，津液耗伤，口渴引饮的金豆丸（《仁存堂经验方》）。

　　燀制是为了分离不同的药用部位，增加药物品种。扁豆衣气味俱弱，健脾作用较弱，偏于祛暑化湿。可用于暑热所致的身热，头目眩晕，如清络饮（《条辨》）；又可用于暑日酒食所伤，伏热，烦渴，如缩脾饮（《局方》）。

　　炒扁豆性微温，偏于健脾止泻。用于脾虚泄泻，白带过多。如治脾胃虚弱，运化失常，大便泄泻，饮食不佳，神疲体倦的参苓白术散（《局方》）。

　　【贮存】　干燥、通风，防止鼠食和虫蛀。

［甘 草］

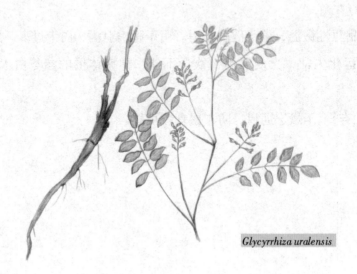

Glycyrrhiza uralensis

【来源】 本品为豆科植物甘草 *Glycyrrhiza uralensis* Fisch.、胀果甘草 *Glycyrrhiza inflate* Bat. 或光果甘草 *Glycyrrhiza glabra* L. 的干燥根。春、秋两季采挖，除去须根，晒干。

【药性】 甘，平。归心、肺、脾、胃经。

【功效】 补脾益气，清热解毒，祛痰止咳，缓急止痛，调和诸药。

【应用】 用于脾胃虚弱，倦怠乏力，心悸气短，咳嗽痰多，脘腹、四肢挛急疼痛，痈肿疮毒，缓解药物毒性、烈性。

【用法用量】 内服：煎汤，1.5~9g。外用：研末擦或煎水洗。

【使用注意】 实证中满腹胀忌服。不宜与甘遂、大戟、芫花、海藻同用。

【现代研究】

1. 化学成分：根及根状茎含有甘草甜素（即甘草酸）6%~14%，为甘草的甜味成分，是一种三萜皂苷。微量挥发油为甘草特有臭气的来源，及淀粉等。

2. 药理作用：解毒作用，甘草甜素或其钙盐有较强的解毒作用，对白喉毒素、破伤风毒素有较强的解毒作用。甘草有祛痰作用，能促进咽喉及支气管的分泌，使痰容易咯出。

【处方用名】 甘草、粉甘草、炙甘草、蜜甘草。

【炮制方法】 炙甘草：将甘草片加入炼熟的蜂蜜与少许开水，拌匀后稍闷，放锅内炒至深黄色和不粘手时，取出晾凉。每 10kg 甘草用炼蜜 25~30kg。

【质量要求】 本品呈类圆形或椭圆形厚片。表面黄白色，中间有明显的棕色形成层环纹及射线，传统称为"菊花心"，纤维明显，具粉性。周边棕红色、棕色或灰棕色，粗糙，具纵皱纹。气微，味甜微苦。

炙甘草饮片水分不得过 10.0%，总灰分不得过 5.0%，甘草苷不得少于 0.50%，甘草酸不得少于 1.0%。

【炮制作用】 生品味甘偏凉，长于泻火解毒，化痰止咳。多用于痰热咳嗽，咽喉肿痛，食物中毒及药物中毒。如治疗外感风邪的三拗汤（《局方》）。

炙甘草甘温，以补脾和胃、益气复脉力胜。常用于脾胃虚弱，心气不足，脘腹疼痛，脉结代，如治脾胃虚弱，神疲食少的四君子丸（《中国药典》）。

【贮存】 置通风干燥处，防蛀。

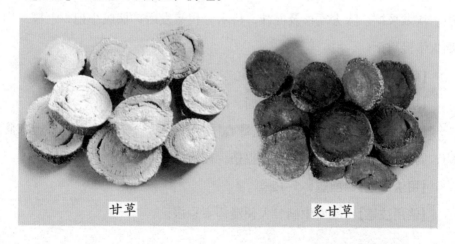

甘草　　　　　　　　　　　　　　　　炙甘草

[当 归]

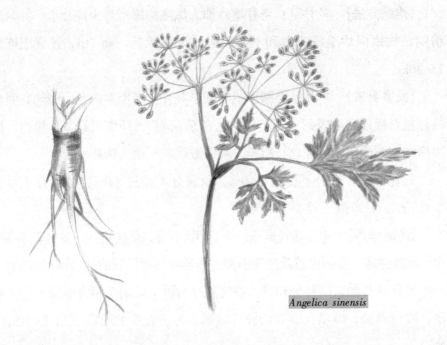

Angelica sinensis

【来源】 本品为伞形科植物当归 *Angelica sinensis*（Oliv.）*Diels* 的干燥根。秋末采挖，除去须根及泥沙，待水分稍蒸发后，捆成小把，上棚，用烟火慢慢熏干。

【药性】 甘、辛，温。归肝、心、脾经。

【功效】 补血调经，活血止痛，润肠通便。

【应用】 用于血虚萎黄，眩晕心悸，月经不调，闭经痛经，虚寒腹痛，肠燥便秘，风湿痹痛，跌打损伤，痈疽疮疡。

【用法用量】 煎服，5~15g。

【使用注意】 湿盛中满、大便泄泻者忌服。

【现代研究】

1. 化学成分：当归中含 β—蒎烯、莰烯等中性油成分、有机酸、糖类、维生素、氨基酸等。

2. 药理作用：当归挥发油能对抗肾上腺素—垂体后叶素或组织胺对子宫的兴奋作用。当归水或醇溶性非挥发性物质对离体子宫有兴奋作用，使子宫收缩加强。

【处方用名】 当归、秦归、归头、归身、归尾、全当归、酒当归、土炒当归、当归炭。

【炮制方法】

1. 炒当归：取净当归片，置锅内，用文火炒至焦黄色，取出，凉透。

2. 酒当归：取净当归片，用黄酒拌匀，闷透，置锅内，用文火加热，炒干，取出，放凉。当归片每 100kg，用黄酒 10kg。

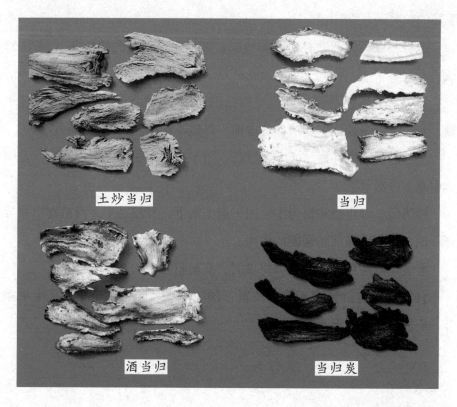

土炒当归　　　　　　　当归

酒当归　　　　　　　当归炭

3. 土炒当归：取净当归片，用伏龙肝细粉炒至表面挂土色，筛去土粉，取出放凉。当归片每 100kg，用伏龙肝细粉 20kg。

4. 当归炭：取净当归片置锅内，用中火炒至焦褐色。喷淋清水少许.灭尽火星，取出，凉透。

5. 姜炙当归：取当归片，加姜汁拌匀，闷润至吸收，置锅内用文火炒干。当归每 100kg，用生姜 10kg。

【质量要求】 当归照灰分测定法测定，总灰分不得过 7.0%，酸不溶性灰分不得过 2.0%。照醇溶性浸出物测定法项下的热浸法测定，用 70% 乙醇作溶剂，不得少于 45.0%。

【炮制作用】 当归生品质润，长于补血，调经，润肠通便。用于血虚体亏，面色无华，神疲体倦，妊娠冲任血虚，腹中疼痛。或血气凝滞，少腹疼痛，产后恶露不尽，心腹作痛，血虚便秘等证。如治心脾两虚、气血不足的归脾汤（《济生方》）。

炒当归取其性涩，补血而不滑肠。如治血虚便溏的槐角丸（《圣济总录》）。

酒炙后，增强活血补血调经的作用。用于血瘀经闭，痛经，月经不调，及风湿痹痛等证。如治冲任虚损，月经不调的四物汤（《局方》）。

土炒后，既能补血，又不致滑肠。用于血虚而便溏，腹中时痛，及中焦虚寒、腹痛等证。

炒炭后，以止血和血为主。用于崩中漏下，月经过多，及血虚出血等证；油炙当归增强润肠通便的作用。

姜炙当归适用于血虚且脾胃虚弱，痰涎呕吐者。

【贮存】 装缸内或木箱内按紧，加盖防潮及走油。4~8 月是生虫季节，应放硫黄箱内保存。

［白 芍］

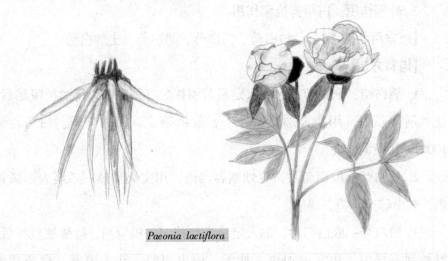

Paeonia lactiflora

【来源】 本品为毛茛科植物芍药 *Paeonia lactiflora* Pall. 的干燥根。夏、秋两季采挖，洗净，除去头尾及细根，置沸水中煮后除去外皮或去皮后再煮，晒干。

【药性】 苦、酸，微寒。归肝、脾经。

【功效】 平肝止痛，养血调经，敛阴止汗。

【应用】 用于头痛眩晕，胁痛，腹痛，四肢挛痛，血虚萎黄，月经不调，自汗，盗汗。

【用法用量】 内服：煎汤，10~20g；或入丸、散。

【使用注意】 不宜与藜芦同用。虚寒腹痛泄泻者慎服。

【现代研究】

1. 化学成分：根含芍药苷、牡丹酚、芍药花苷，苯甲酸约 1.07%、挥发油、脂肪油、树脂、鞣质、糖、淀粉、黏液质、蛋白质、β-谷甾醇和三萜类。

花含黄芪苷、山柰酚 3, 7-二葡萄糖苷，多量没食子鞣质（10%以上）、除虫菊素 0.13%、13-甲基十四烷酸、β-谷甾醇、廿五碳烷等。叶含鞣质。

2. 药理作用：白芍有抗菌作用。

【处方用名】 白芍、炒白芍、酒白芍、醋白芍、土炒白芍。

【炮制方法】

1. 酒白芍：取白芍片，加入定量黄酒拌匀，稍闷润，待酒被吸尽后，置炒制容器内，用文火加热，炒干，取出晾凉。筛去碎屑。白芍片每100kg，用黄酒 10kg。

2. 炒白芍：取白芍片，置炒制容器内，用文火加热，炒至表面微黄色，取出晾凉。筛去碎屑。

3. 醋白芍：取白芍片，加入定量米醋拌匀，稍闷润，待醋被吸尽后，置炒制容器内，用文火加热，炒干，取出晾凉。筛去碎屑。白芍片每

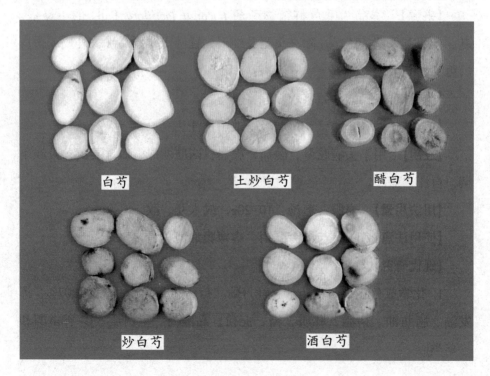

白芍　　　　　　土炒白芍　　　　　　醋白芍

炒白芍　　　　　　酒白芍

l00kg 用米醋 15kg。

4. 土炒白芍：定量伏龙肝细粉，置炒制容器内，用中火加热，炒至土星灵活状态时，投入白芍片，不断翻炒，炒至表面挂土色，微显焦黄色时，取出，筛去土粉，摊凉。白芍片每 100kg，用灶心土 20kg。

【质量要求】 白芍为近圆形或椭圆形的薄片，表面类白色或微带棕红色，片面平滑角质样，有明显的环纹和放射状纹理。周边淡棕红色或粉白色，有皱纹。质坚脆。气微，味微苦酸。酒白芍呈微黄色，微有酒气。炒白芍表面微黄色，偶见有焦斑。有焦香气。醋白芍呈微黄色，微有醋香气。土炒白芍呈土黄色，微有焦土气。

白芍水分不得过 14.0%，总灰分不得过 4.0%，醇溶性浸出物不得少于 22.0%，含芍药苷不得少于 1.6%。炒白芍水分不得过 10.0%，含芍药苷不得少于 1.2%，酒白芍浸出物不得少于 20.5%，含芍药苷不得少于 1.2%。

【炮制作用】 白芍生品，擅于养血敛阴，平抑肝阳。用于血虚月经不调，痛经，崩漏，头痛，眩晕，耳鸣，烦躁易怒，以及自汗，盗汗等证。

经酒炙后，能降低酸寒之性，善于和中缓急，止痛。用于胁肋疼痛，腹痛，产后腹痛尤须酒炙为好。

白芍经炒后，性稍缓，以养血敛阴为主。用于肝旺脾虚之肠鸣腹痛，泄泻，或泻痢日久，腹痛喜按喜温等。

经醋炙后，主入肝收敛，可敛血、止血，疏肝解郁。

土炒白芍，可借土气入脾，增强柔肝和脾、止泻的作用。用于肝阳脾虚泄泻，或泻痢日久，喜按喜温等。

【贮存】 白芍贮藏在干燥通风处，注意 防止霉烂、虫蛀即可。

［何首乌］

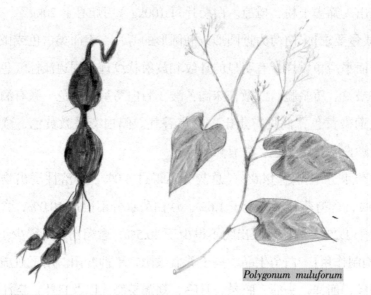

Polygonum muluforum

【来源】 本品为廖科植物何首乌 *Polygonum muluforum* Thunb.的干燥块根。主产于河南、湖北、广州、广西、贵州。秋，冬两季叶枯萎时采挖，削去两端，洗净。

【药性】 苦、甘、涩、微温。归肝、心、肾经。

【功效】 制何首乌：补肝肾，益精血，乌须发，强筋骨，化浊降脂。生何首乌：解毒，消痈，截疟，润肠通便。

【应用】 用于血虚萎黄，眩晕耳鸣，须发早白，腰膝酸软，肢体麻木，崩漏带下，高脂血症，疮痈，瘰疬，风疹瘙痒，久疟体虚，肠燥便秘。

【用法用量】 煎服，制何首乌 6~12g，生何首乌 3~6g。

【使用注意】 湿痰较重、大便溏泄者不宜用。

【现代研究】

1. 化学成分：生何首乌主要含二苯乙烯苷类、蒽醌类化合物，主要成分为大黄素、大黄酚、大黄素甲醚和 2，3，5，4、-四羟基二苯乙烯-2-O-β-D-葡萄糖苷，还含卵磷脂、粗脂肪等；制何首乌除含上述成分外，还含炮制过程中产生的糖的麦拉德反应产物 2，3-二氢-3，5-二羟基-6-甲基-4 氢-吡喃-4-酮、3，5-二羟基-2-甲基-4 氢-吡喃-4-酮、5-羟甲基糠醛、琥珀酸等。

2. 药理作用：生何首乌有促进肠管运动和泻下作用，此外还有抗氧化，抗炎，抗菌，抗病毒，抗癌，抗诱变，保肝，调节血脂，抑制平滑肌增生、血小板聚集和舒张血管等作用。制何首乌能增加老年小鼠和青年小鼠脑和肝中蛋白质含量，抑制脑和肝组织中的 B 型单胺氧化酶活性；抑制老年小鼠的胸腺萎缩，提高老年机体胸腺依赖的免疫功能，对抗环磷酰胺的免疫抑制作用；降低急性高脂血症模型家兔的高胆固醇，使之恢复正常水平。

【处方用名】 何首乌、首乌、生首乌、制首乌。

【炮制方法】

1. 何首乌：取原药材，除去杂质，洗净，稍浸，润透，切厚片或块，干燥。

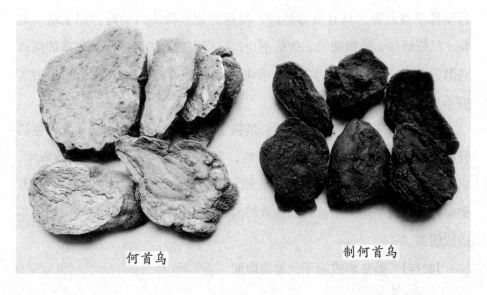

何首乌　　　　　　　　　　　制何首乌

2. 制何首乌：取何首乌片或块，用黑豆汁拌匀，润透，置非铁质的蒸制容器内，密闭，炖至汁液吸尽，药物呈棕褐色，或用清蒸法，或黑豆汁拌匀后，蒸制药物内外均呈棕褐色，取出，干燥，或晒至半干，切片，干燥。每 100kg 何首乌片或块，用黑豆汁 10kg。

黑豆汁制法：取黑豆 10kg，加水适量，煮约 4h，熬汁约 15kg；黑豆渣再加水煮 3h，熬汁约 10kg，合并得黑豆汁约 25kg。

【质量要求】 何首乌呈不规则的厚片或块。外表皮红棕色或红褐色，皱缩不平，有浅沟，切面浅黄棕色或浅红棕色，质粉性，气微，味微苦而甘涩。制何首乌表面黑褐色或棕褐色，质坚硬，断面角质样，棕褐色或黑色，气微，味微甘而苦涩。

何首乌饮片水分不得过 10.0%，总灰分不得过 5.0%，二苯乙烯苷含量不得少于 1.0%，结合蒽醌以大黄素和大黄素甲醚的总量计，含量不得少于 0.05%。制何首乌水分不得过 12.0%，总灰分不得过 9.0%，醇溶性浸出物不得少于 5.0%，二苯乙烯苷含量不得少于 0.70%，游离蒽醌以大黄素和大黄素甲醚的总量计，不得少于 0.10%。

【炮制作用】 何首乌味苦、甘、涩，性温。归肝、心、肾经。生首乌苦泄性平兼发散，具有解毒消肿、润肠通便、截疟的功能。用于瘰疬疮痈，风疹瘙痒，肠燥便秘，久疟不止，高脂血症。如治痈疮肿痒痛的何首乌散（《精义》）；治颈项生瘰疬，咽喉不利的何首乌丸（《圣惠方》）；治久疟不止的何人饮（《景岳》）。

制何首乌味转甘厚而性转温，增强了补肝肾、益精血、乌须发、强筋骨的作用，用于血虚萎黄，眩晕耳鸣，须发早白，腰膝酸软，肢体麻木，崩漏带下，久疟体虚，高脂血症。如益肾固精乌发的七宝美髯丹（《医方集解》）。同时消除了生首乌润肠致泻的副作用，使慢性病人长期服用而不造成腹泻。

【贮存】 装缸内或箱子，加盖防潮。

［百　合］

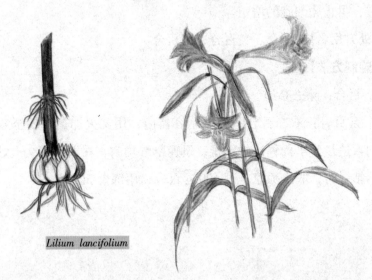

Lilium lancifolium

【来源】　本品为百合科植物卷丹 *Lilium lancifolium* Thunb.百合 *Lilium brownii* F.E. Brown var. *viridulum* Baker 或细叶百合 *Lilium pumilum* DC. 的干燥肉质鳞叶。秋季采挖，洗净，剥取鳞叶，置沸水中略烫，干燥。

【药性】　甘，寒。归心、肺经。

【功效】　养阴润肺，清心安神。

【应用】　用于阴虚燥咳，劳嗽咳血，虚烦惊悸，失眠多梦，精神恍惚。

【用法用量】　煎服，6~12g。清心安神宜生用，润肺止咳宜蜜炙用。

【使用注意】　本品为寒润之药，故风寒咳嗽及中寒便溏者忌服。另有服食百合引起心烦心悸、面色潮红、坐卧不安、全身有蚁行感，以头部为甚的过敏反应的报道，大量服食时宜慎。

【现代研究】

1. 化学成分：本品主要含水仙碱等多种生物碱。尚含淀粉、蛋白质、脂肪、氨基酸、糖、钙、磷、铁等。

2. 药理作用：实验表明，本品具有止咳、祛痰、强壮身体、镇静、抗过敏、耐缺氧作用；所含秋水仙碱具雌激素样作用，可以抑制癌细胞有丝分裂，阻止癌细胞的增殖。

【处方用名】 百合、炙百合、蜜百合。

【炮制方法】

1. 百合：除去杂质。

2. 蜜百合：取净百合，置炒制容器内，用文火加热，炒至颜色加深时，加入适量开水稀释过的熟蜜，迅速翻炒均匀，并继续用文火炒至微黄色、不粘手时，取出晾凉。每100kg百合，用炼蜜5kg。

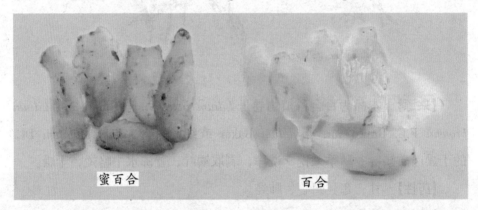

蜜百合　　　　　　　百合

【质量要求】 百合呈长椭圆形，表面类白色、淡棕黄色或微带紫色。边缘薄，略向内弯曲。质硬而脆，角质样。气微，味微苦。蜜百合形如百合，表面黄色，偶见黄焦斑，略带黏性，味甜。

【炮制作用】 百合味甘，性寒。归心、肺经。具有养阴润肺、清心安神的功能。生品以清心安神力胜，常用于热病后余热未清，虚烦惊悸，精神恍惚，失眠多梦。

蜜百合润肺止咳作用增强，多用于肺虚久咳或肺痨咳血。

【贮存】 置干燥容器内，蜜百合密闭，置通风干燥处。防潮、防蛀。

［女贞子］

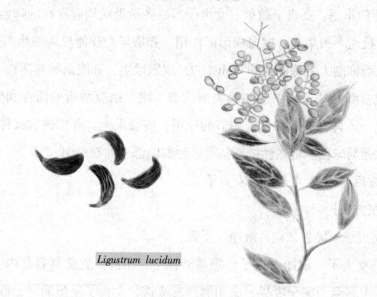

Ligustrum lucidum

【来源】 本品为木犀科植物女贞 *Ligustrum lucidum* Ait. 的干燥成熟果实。主产于浙江、湖北、湖南、江西。冬季果实成熟时采收，除去枝叶及杂质，晒干或置热水中烫过后晒干；或直接干燥。

【药性】 甘、苦，凉。归肝、肾经。

【功效】 滋补肝肾，明目乌发。

【应用】 用于肝肾阴虚，头昏目眩、遗精耳鸣，腰膝酸软，须发早白，目暗不明，内热消渴，骨蒸潮热。

【用法用量】 煎服，6~12g。酒制后增强补肝肾作用。

【使用注意】 脾胃虚寒及肾阳不足者禁服。脾胃虚寒泄泻及阳虚者忌服。

【现代研究】

1. 化学成分：本品主要含三萜类成分，齐墩果酸、乙酰齐墩果酸、熊果酸等；环烯醚萜苷类成分，女贞苷、特女贞苷等；黄酮类成分，外消旋圣草素、右旋花旗松素、槲皮素等；脂肪酸类成分：棕榈酸、硬脂酸等；还含挥发油、多糖等。

2. 药理作用：女贞子煎剂、女贞子素、齐墩果酸均有良好的降血糖、降血脂、抗血小板集聚、抗血栓形成作用。齐墩果酸还能提高细胞内 Ca^{2+} 水平，从而抑制人乳腺癌细胞（MCF-7）细胞增生，并能诱导其凋亡。女贞子能改善激素缺乏所引起的钙失衡状态，增强络氨酸酶的活性和黑色素的合成，还具有保肝和免疫调节的作用；齐墩果酸具有广谱抗菌作用，对金黄色葡萄球菌、溶血性链球菌等多种细菌都有抑制作用。

【处方用名】 女贞子、酒女贞子。

【炮制方法】

1. 女贞子：除去杂质，洗净，干燥。

2. 酒女贞子：取净女贞子，加黄酒拌匀，稍闷，置蒸制容器内，密闭后置水中炖至酒完全吸尽，或用酒蒸发蒸透，女贞子呈黑润时，取出，干燥。每 100kg 净女贞子，用黄酒 20kg。

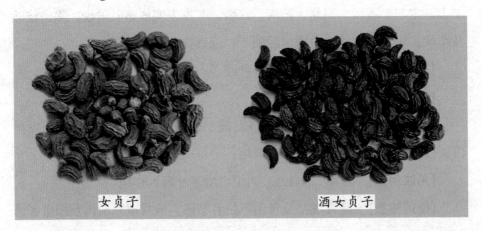

女贞子　　　　　　　　　　　酒女贞子

【质量要求】 女贞子呈卵形、椭圆形或肾形，表面黑紫色或灰黑色，皱缩不平，体轻，果皮薄而松软。气微，味甘、微苦涩。酒女贞子表面黑褐色或灰黑色，常附有白色粉霜。微有酒香气。

女贞子 / *Ligustrum lucidum*

女贞子饮片杂质不得过 3%，水分不得过 8.0%，总灰分不得过 5.5%，醇溶性浸出物不得少于 25.0%，特女贞苷不得少于 0.70%。

【炮制作用】 女贞子性味甘、苦，凉。归肝、肾经。具有滋补肝肾、明目乌发的功能。女贞子生品以清肝明目、滋阴润燥为主，多用于肝热目眩、阴虚肠燥便秘。如与菊花、桑叶同用，治肝热目赤；与生首乌或火麻仁同用，治肠燥便秘。

酒女贞子缓和其寒滑之性，增强其滋补肝肾的功效，多用于头晕耳鸣，视物不清，须发早白。如治肝肾阴虚，头目眩晕，须发早白的二至丸（《集解》）。

【贮存】 贮干燥容器内，密闭，置通风干燥处。防霉、防潮。

［五味子］

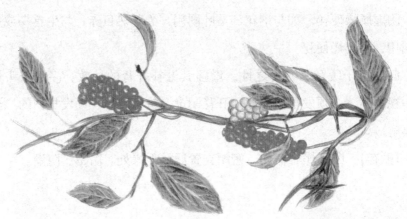

Schisandrachinesis

【来源】　本品为木兰科植物五味子 *Schisandra chinesis*（Turcz）Baill 或中华五味子 *Schisandra sphenanthera* Rehd.et Wils.的干燥成熟果实。前者习称"北五味子"，主产于东北；后者习称"南五味子"，主产于西南及长江流域以南各省。秋季果实成熟时采摘，晒干。生用或经醋、蜜蒸后晒干。

【药性】　酸、甘、温。归脾、心、肾经。

【功效】　收敛固涩，益气生津，补肾宁心。

【应用】　用于久咳虚喘，梦遗滑精，遗尿尿频，久泻不止，自汗，盗汗，津伤口渴，内热消渴。

【用法用量】　煎服，2~6g。

【使用注意】　凡表邪未解，内有实热，咳嗽初起，麻疹初期，均不宜用。

【现代研究】

1. 化学成分：本品主含挥发油、有机酸、鞣质、维生素、糖及树脂等。挥发油中的成分主要为五味子素。

2. 药理作用：本品对神经系统各级中枢均有兴奋作用，对大脑皮质的兴奋和抑制过程均有影响，使之趋于平衡。对呼吸系统有兴奋作用，有镇咳和祛痰作用。有与人参相似的适应原样作用，能增强机体对非特异性刺激的防御能力。能增加细胞免疫功能，使脑、肝、脾脏 SOD 活性明显增强，故具有提高免疫，抗氧化，抗衰老作用。此外，五味子还能利胆保肝、抑菌、降低血糖等作用。

【处方用名】 五味子、醋五味子、酒五味子、蜜五味子。

【炮制方法】

1. 五味子：除去杂质，用时捣碎。

2. 醋五味子：取净五味子，加醋搅拌，稍闷，置蒸制容器内蒸制醋被吸尽，表面显紫黑色，取出干燥。每 100kg 净五味子，用醋 15kg。

3. 酒五味子：取净五味子，加酒搅拌，稍闷，置蒸制容器内蒸制酒被吸尽，表面转黑色，取出干燥。每 100kg 净五味子，用黄酒 20kg。

4. 蜜五味子：取熟蜜用适量沸水稀释后，加入净五味子，拌匀，闷透，置锅内，用文火加热，炒至不粘手时，取出，放凉。每 100kg 净五味子，用熟蜜 10kg。

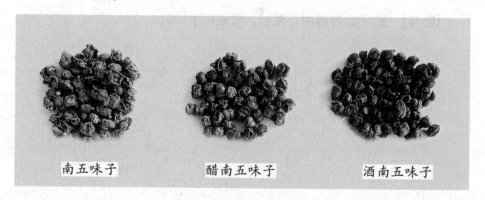

南五味子　　　　醋南五味子　　　　酒南五味子

【质量要求】 五味子呈不规则的球形或扁球形，表面红色、紫红色或暗红色，皱缩，显油润；有的表面呈黑红色或出现"白霜"。果肉柔软，种子肾形。果肉气微，味酸；种子破碎后，有香气，味辛、微苦。醋五味子表面乌黑色，油润，稍有光泽，有醋香气。酒五味子表面棕黑色或黑褐色，油润，稍有光泽，有酒香气。蜜五味子色泽加深，稍有光泽，味酸，兼有甘味。

五味子饮片杂质不得过 1%，水分不得过 16.0%，总灰分不得过 7.0%，五味子醇甲不得少于 0.40%。醋五味子醇溶性浸出物不得少于 28.0%。

【炮制作用】 五味子性味酸、甘，微温。归肺、心、肾经具有收敛固涩、益气生津、补肾宁心的功能。五味子生品以敛肺止咳止汗为主。用于咳喘、自汗、盗汗、口干作渴。如治肺经感寒，咳嗽不已的五味细辛汤（《鸡峰》）；治气阴两伤，自汗口渴的生脉散（《内外伤辨惑论》）。

醋五味子酸涩收敛之性增强，涩精止泻作用更强，用于遗精，泄泻。如治脾肾虚寒，五更泄泻的四神丸（《中国药典》）。

酒五味子益肾固精作用增强，用于肾虚遗精。如治肾虚骨软，遗精尿频的麦味地黄丸（《保元》）。

蜜五味子补益肺肾作用增强，用于久咳虚喘。如治阴虚燥热久咳的久嗽噙化丸（《醒斋》）。

【贮存】 贮干燥容器内，密封，置通风干燥处。

［肉豆蔻］

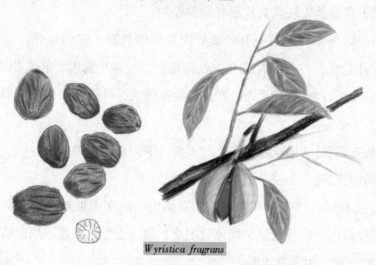

Wyristica fragrans

【来源】　本品为肉豆蔻科植物肉豆蔻 *Wyristica fragrans* Houtt.的干燥果仁。原产于马来西亚、印度尼西亚；中国广东、广西、云南亦有栽培。冬、春两季果实成熟时采收，除去皮壳后，干燥。生用，或麸皮煨制去油用，用时捣碎。

【药性】　辛，温。归脾、胃、大肠经

【功效】　温中行气，涩肠止泻。

【应用】　用于脾胃虚寒，久泻不止，胃寒气滞，脘腹胀痛；食少呕吐。

【用法用量】　煎服，3~10g。内服需煨制去油用。

【现代研究】

1. 化学成分：肉豆蔻含挥发油 5%~15%。另含肉豆蔻醚，丁香酚，异丁香酚及多种萜烯类化合物。

2. 药理作用：肉豆蔻所含挥发油，少量能促进胃液的分泌及胃肠蠕动，而有开胃和促进食欲，消胀止痛的功效；但大量服用则有抑制作用，且有较显著的麻痹作用；挥发油中的萜类成分对细菌和霉菌均有抑制作用。肉豆蔻醚对正常人有致幻、抗炎作用。肉豆蔻对 MCA 和 DMBA 诱发的小鼠子宫癌及皮肤乳头状瘤有抑制作用。

肉豆蔻所含挥发油中有效成分肉豆蔻醚具有一定的毒性，动物试验可引起肝变性。对人的大脑有中度兴奋作用。在中毒时，轻者出现幻觉，或恶心，眩晕；重者则谵语，昏迷，瞳孔散大，呼吸变慢，反射消失，甚至死亡。

【处方用名】 肉豆蔻、肉果、玉果、煨肉豆蔻、煨肉果。

【炮制方法】

1. 麦麸煨：将麦麸和肉豆蔻同置锅内，用文火加热并适当翻动，至麦麸呈焦黄色，肉豆蔻呈深棕色时取出，筛去麦麸，放凉，用时捣碎。每100kg 肉豆蔻，用麦麸 40kg.

2. 滑石粉煨：将滑石粉置锅内，加热炒至灵活状态，投入肉豆蔻，翻埋至肉豆蔻呈深棕色并有香气飘逸时取出，筛去滑石粉，放凉，用时捣碎。每 100kg 肉豆蔻，用滑石粉 50kg。

3. 面裹煨：取面粉加适量水做成团块，再压成薄片，将肉豆蔻逐个包裹，或将肉豆蔻表面用水湿润，如水泛丸法包裹面粉，再湿润包裹至

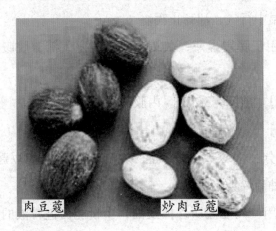

肉豆蔻　　　　　　　炒肉豆蔻

3~4 层，晒至半干，投入已炒热的滑石粉锅内，适当翻动，至面皮呈焦黄色时取出，筛去滑石粉，放凉，剥去面皮。用时捣碎。每 100kg 肉豆蔻，用面粉 50kg。

【质量要求】 肉豆蔻为卵圆形或椭圆形。表面灰黄色或灰棕色，有的外被白粉。全体有纵行沟纹。质坚，断面显棕黄相杂的大理石花纹，宽端可见干燥皱缩的胚，富油性。气香浓烈，味辛辣。麸煨肉豆蔻表面棕褐色，有裂隙。气香，味辛。面裹煨肉豆蔻表面棕黄色或淡褐色，稍显油性。香气更浓烈，味辛辣。滑石粉煨肉豆蔻表面棕黄色或深棕色，稍显油性。气香，味辛辣。

肉豆蔻水分不得过 10.0%，挥发油不得少于 6.0%(ml/g)，含去氢二异丁香酚不得少于 0.10%。麸煨肉豆蔻水分同生品，挥发油不得少于 4.0%（ml/g），含去氢二异丁香酚不得少于 0.080%。

【炮制作用】 肉豆蔻味辛，性温。归脾、胃、大肠经。具有涩肠止泻、温中行气、开胃消食的功能。生肉豆蔻辛温气香，长于暖胃消食，下气止呕。如治脾胃虚寒，不思饮食的本车二神丸（《景岳全书》）；但生肉豆蔻含有大量油脂，有滑肠之弊，具有刺激性，一般多制用。

煨肉豆蔻可除去部分油脂，免于滑肠，刺激性减小，增强了固肠止泻的功能。用于心腹胀痛，虚弱冷痢，呕吐，宿食不消。如治久泻不止的养脏汤（《局方》）；治脾肾阳虚，五更泄泻的四神丸（《中国药典》）；治脾胃虚寒气滞所致的脘腹胀满、宿食不消、呕吐等症的肉豆蔻散（《总录》）。

【贮存】 置阴凉干燥处，防蛀。

［山茱萸］

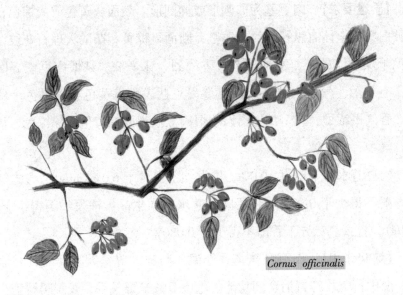

Cornus officinalis

【来源】 本品为山茱萸科植物山茱萸 *Cornus officinalis* Sieb. et Zucc. 的干燥成熟果肉。主产于河南、浙江。秋末冬初果皮变红时采收果实，用文火烘或置沸水中略烫后，及时除去果核，干燥，除去杂质和残留果核。山萸肉生用，或取净山萸肉照酒炖法、酒蒸法制用。

【药性】 酸、涩，微温。归肝、肾经。

【功效】 补益肝肾，涩精固脱。

【应用】 用于眩晕耳鸣，腰膝酸痛，阳痿，遗精滑精，遗尿尿频，月经过多，崩漏带下，大汗虚脱，内热消渴。

【用法用量】 煎服，6~12g；急救固脱可用至 20~30g。

【使用注意】 素有温热而致小便淋涩者不宜服用。

【现代研究】

1. 化学成分：果实含山茱萸苷、莫罗忍冬苷、7-0-甲基莫罗忍冬苷、獐牙菜苷、番木鳖苷。此外，还有原维生素 A、没食子酸、苹果酸、酒石酸以及皂苷、鞣质等。

2. 药理作用：山茱萸对非特异性免疫功能有增强作用，体外实验能抑制腹水癌细胞。有抗实验性肝损害作用。对于因化疗法及放射疗法引起的白细胞下降，有使其升高的作用，且有抗氧化作用。有较弱的兴奋副交感神经的作用。所含鞣质有收敛作用。山萸注射液能强心，升压；并能抑制血小板聚集，抗血衰形成。此外，山茱萸能抑菌、抗流感病毒、降血糖、利尿等作用。

【处方用名】 山茱萸、山萸肉、酒山萸肉。

【炮制方法】

1. 山萸肉：取原药材，洗净，除去果核及杂质，晒干。

2. 酒山萸：取山萸肉，用黄酒拌匀，置蒸制容器内，隔水蒸或密封隔水炖至酒被吸尽，药物变黑润，取出晾干。每 100kg 山萸肉，用黄酒 20kg。

3. 蒸山茱萸：取山萸肉，置笼屉或适宜的蒸制容器内，先用武火，待"圆汽"改用文火蒸至外皮呈紫黑色，熄火后闷过夜，内加热蒸黑为度，取出晒干。

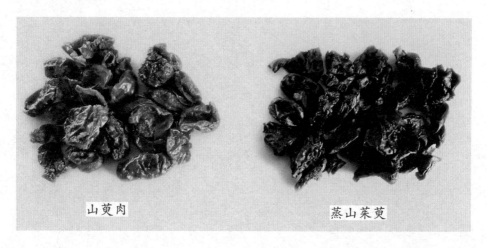

山萸肉　　　　　　　　　蒸山茱萸

【质量要求】 山茱萸呈不规则的片状或囊状，表面紫红色至紫黑色，皱缩，有光泽。质柔软。气微，味酸、涩、微苦。酒萸肉表面紫黑色或黑色，质滋润柔软。微有酒香气。蒸山茱萸表面紫黑色，质滋润柔软。

山茱萸杂质（果核、果梗）不得过 3%，水分不得过 16.0%，总灰分不得过 6.0%，水溶性浸出物不得少于 50.0%，马钱苷不得少于 0.60%。酒萸肉含马钱苷不得少于 0.50%。

【炮制作用】 山茱萸味酸、涩，性微温。归肝、肾经。具有补益肝肾、涩精固脱的功能。山茱萸生品敛阴止汗力强，多用于自汗，盗汗，遗精，遗尿。如治肾虚尿多失禁的山茱萸散（《圣惠方》）。

蒸山茱萸补肾涩精、固精缩尿力胜。

酒茱萸借酒力温通，助药势，降低其酸性，滋补作用强于清蒸品。多用于头晕目眩，腰部冷痛，阳痿早泄，尿频遗尿。如治肾虚遗精的六味地黄丸（《药证》）；治肝阳上亢，头目眩晕的草还丹（《扶寿精方》）。

【贮存】 置干燥处，防蛀。

［金樱子］

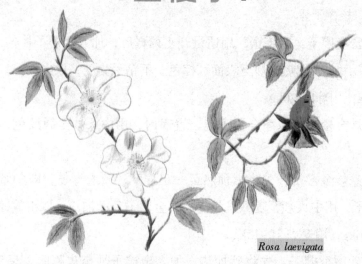

Rosa laevigata

【来源】 本品为蔷薇科植物金樱子 *Rosa laevigata* Michx.的干燥成熟果实。10~11 月果实成熟变红时采收，干燥，除去毛刺。

【药性】 酸、甘、涩，平。归肾、膀胱、大肠经。

【功效】 固精缩尿，固崩止带，涩肠止泻。

【应用】 用于遗精滑精，遗尿尿频，崩漏带下，久泻久痢。

【用法用量】 生用。煎服，6~12g。

【现代研究】

1. 主要成分：本品主要含皂苷。尚含枸橼酸等有机酸、鞣质、树脂、维生素 C、糖类等。

2. 药理作用：实验表明：本品能促进胃液分泌，使肠黏膜分泌减少，而有收敛止泻作用。此外，本品有抗菌抗病毒及抗动脉粥样硬化作用。

3. 临床报道：现代以本品制成浓缩液内服，治子宫脱垂，有一定疗效。

【处方用名】 金樱子、金樱子肉、蜜金樱子。

【炮制方法】

1. 金樱子：取原药材，除去杂质，洗净，略浸，润透，纵切成两瓣，除去毛、核，干燥。

2. 蜜金樱子：取炼蜜，用适量开水稀释后，加入金樱子拌匀，闷透，置锅内，用文火加热，炒至表面红棕色，不粘手为度，取出放凉。金樱子每 100kg，用炼蜜 20kg。

3. 炒金樱子：取净金樱子肉，置锅内，用中火炒至微黑色，取出放凉。

4. 麸炒金樱子：先将锅预热至一定程度，撒入麦麸，即刻烟起，投入金樱子，用中火炒至麦麸呈焦褐色，金樱子色泽加深，取出放凉。金樱子每 100kg，用麦麸 10~15kg。

5. 砂烫金樱子：先将砂炒热，加入金樱子炒至皮膨胀，呈紫红色，取出，筛去砂，洗净，晒干。

6. 盐金樱子：取净金樱子肉，加入盐水拌匀，闷润，待盐水被吸尽后，蒸 2~3h，取出干燥。金樱子每 100kg，用食盐 2kg。

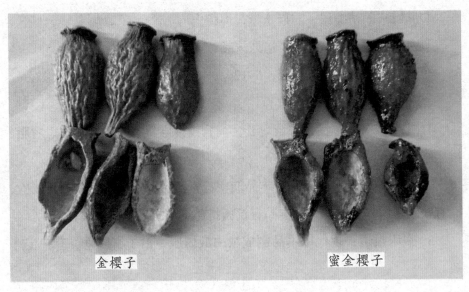

金樱子　　　　　　　　　　　蜜金樱子

金樱子 / *Rosa laevigata*

【质量要求】 金樱子表面红黄色或红棕色，有突起的棕色小点，顶端有盘状花萼残基，中央有黄色柱基，下部渐尖。质硬。金樱子肉呈倒卵形纵剖瓣，外表面同金樱子，内表面淡黄色，无核、毛。质硬。气微，味甘、味涩。蜜金樱子形如金樱子肉，表面暗棕色，有蜜的焦香气，味甜。

金樱子肉饮片水分不得过 16.0%，金樱子多糖含量不得少于 25.0%。

【炮制作用】 金樱子性味酸、甘、涩，平。归肾、膀胱、大肠经。具有固精缩尿，涩肠止泻的功能。金樱子肉酸涩，固涩止脱作用强，用于遗精，滑精，遗尿，尿频，崩漏带下等；亦可用于久泻，久痢。但服用后有时可致腹痛。

蜜制金樱子偏于甘涩，可以补中涩肠。并避免腹痛的副作用，多用于脾虚久泻，久痢。

炒后可避免服后腹痛。麸炒金樱子涩肠止泻作用较佳。盐金樱子缩尿，固精之力较强。

【贮存】 置通风干燥处，防蛀。